协和医生答疑丛书

荣获国家科学技术进步奖

中国医学科学院健康科普研究中心推荐读本

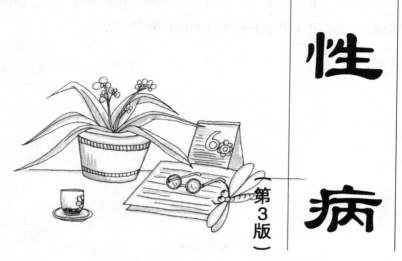

性病（第3版）

5 35 个怎么办

主　编　郑和义

编　者　郑和义　孙秋宁　何志新

　　　　刘跃华　谢　勇　李红春

　　　　李　军　任荣鑫

中国协和医科大学出版社

图书在版编目（CIP）数据

性病 535 个怎么办／郑和义主编. —3 版. —北京：中国协和医科大学
出版社，2014.12
（协和医生答疑丛书）
ISBN 978-7-5679-0176-6

Ⅰ．①性…　Ⅱ．①郑…　Ⅲ．①性病-诊疗-问题解答　Ⅳ．①R759-44

中国版本图书馆 CIP 数据核字（2014）第 222702 号

协和医生答疑丛书
性病 535 个怎么办？（第 3 版）

主　　编：郑和义
责任编辑：吴桂梅

出版发行：中国协和医科大学出版社
　　　　　（北京东单三条九号　邮编 100730　电话 65260378）
网　　址：www.pumcp.com
经　　销：新华书店总店北京发行所
印　　刷：北京佳艺恒彩印刷有限公司

开　　本：710×1000　1/16 开
印　　张：14.25
字　　数：153 千字
版　　次：2015 年 3 月第 3 版　　2015 年 3 月第 1 次印刷
印　　数：1—5000
定　　价：30.00 元

ISBN 978-7-5679-0176-6

丛 书 序 言

"协和"是中国医学的金字招牌，也是许多中国百姓心中最高医学水平的象征。正是如此，全国各地近些年如雨后春笋般地出现许许多多的"协和医院"。但医学界知道，"协和"有北京、武汉、福建三个老牌医院；对于北方的大多数人而言，"协和"特指北京协和医院和北京协和医学院。

"北京协和"联系着黄家驷、林巧稚、张孝骞、吴英恺、邓家栋、吴阶平、方圻等一位位医学泰斗，也联系着一代代"新协和人"的劳动创造。这里有科学至上、临床求真、高峰视野、学养博深等闪光品格，也有勤学深思、刻苦务实、作风严谨、勇于创新等优秀精神。

"协和医生答疑丛书"是协和名医智慧和经验的总结，由北京协和医学院和北京协和医院众多专家参与编写，体现了这些专家对疾病的认识和对患者的关怀，更重要的是展示了他们多年甚至是一生临床诊疗的丰富经验。

"协和医生答疑丛书"因为其科学性、权威性和实用性，获得中国科普图书最高奖——国家科学技术进步奖二等奖。协和专家长期从事专业工作，写作语言并不十分通俗，也不够活泼，但这些在医学巅峰的医学专家写出了自己独特的经验和独到的见解，给读者尤其是患者提供了最科学最有效的建议。

几十年来，全国各地成千上万的患者为获得最好的治疗，辗转从基层医院到地市医院，再到省级医院，最后来到北京协和医院，形成"全国人民上协和"的独特景观。而协和专家也在不断总结全国各级医院的诊疗经验，掌握更多的信息，探索出更多的路径，使自己处于诊治疑难病的优势地位，所以"协和"又是卫生部指定的全国疑难病诊疗指导中心。

"协和医生答疑丛书"不是灵丹妙药，却能帮您正确认识身体和疾病，通过自己可以做到的手段，配合医生合理治疗，快速有效地康复。书中对疾病的认识和大量的经验总结，实为少见，尤为实用。

袁 钟

中国医学科学院健康科普研究中心主任

2010年春

第 3 版前言

性病是通过性接触引起的一类传染病，全世界各地均有发生，不仅病种较多，流行广泛，而且危害极大，已成为当今世界面临的严重社会经济和公共卫生问题。自从 20 世纪 80 年代开始，性病在我国重新出现以来，发病数逐年快速增加，其发病率已跃升至我国传染病第三位，仅次于肝炎和痢疾。与此同时，自 1985 年我国发现首例艾滋病以来，感染者与日俱增，流行区域和波及的人群日趋扩大，目前经性传播已作为 HIV 感染的主要途径，形势十分严峻。性病的防治工作将是一个十分艰巨而长期的任务。普及性病艾滋病防治知识，使大家对这类疾病有所警觉，知道怎么预防，知道哪些表现属于性病，有病能及时就医，就能保护自己，乃至保护周围的人。该书第一、二版出版以来得到读者的好评，但这些年来有关性病艾滋病的诊断和治疗已有很多新进展，为了更准确有效地帮助读者了解更新的性病艾滋病防治知识，我们再版该书，并进行了部分修改，增加了新内容，能满足广大读者对目前各种性病的最新认识。该书作者均为目前工作在临床第一线的教授、副教授、博士，有丰富的临床经验，他们结合自己多年的工作经验，切合实际地回答了读者经常遇到的各种问题，有助于增强读者的自我保护意识，对性病能早发现、早治疗、早预防。

北京协和医院皮肤科、性病中心

郑和义

2014 年 10 月

第 2 版前言

　　性病是通过性接触引起的一类传染病，全世界各地均有发生，不仅病种较多，流行广泛，而且危害极大，已成为当今世界面临的严重的社会经济和公共卫生问题。自 20 世纪 80 年代性病在我国重新出现以来，发病数逐年快速增加，近年来有些地区更以 30% 的速度增长，其发病率已跃升至我国传染病第三位，仅次于肝炎和痢疾。与此同时，自 1985 年我国发现首例艾滋病以来，感染者与日俱增，流行区域和波及的人群日趋扩大，目前 HIV 感染人数达 84 万，艾滋病病人数 8 万，形势十分严峻。性病的防治工作将是一个十分艰巨而长期的任务。普及性病艾滋病防治知识，使大家对这类疾病有所警觉，知道怎么预防，知道哪些表现属于性病，有病能及时就医，就能保护自己，乃至保护周围的人。该书第一版出版以来得到读者的好评，但这些年来有关性病艾滋病的诊断和治疗已有很多新进展，为了更准确有效地帮助读者了解更新的性病艾滋病防治知识，我们再版该书，并做了部分修改，增加了许多新内容，能满足广大读者对目前各种性病的最新认识。该书作者均为目前工作在临床第一线的专家教授、主治医师，有丰富的临床经验，他们结合自己多年的工作经验，切合实际地回答了读者经常遇到的各种问题，有助于增强读者的自我保护意识，对性病能早发现、早治疗、早预防。

北京协和医院皮肤科、性病中心
郑和义
2004 年 7 月

目　录

一、概　　论

1. 什么是性病和性传播疾病？ ……………………………………（ 1 ）
2. 我国性病的流行情况如何？ ……………………………………（ 1 ）
3. 性传播疾病由哪些病原体引起？ ………………………………（ 2 ）
4. 性病是怎样传染的？ ……………………………………………（ 2 ）
5. 游泳池游泳、洗桑拿会不会得性病？ …………………………（ 3 ）
6. 哪些人容易得性病？ ……………………………………………（ 3 ）
7. 性病对个人和家庭有哪些危害？ ………………………………（ 4 ）
8. 什么情况下应怀疑得了性病？ …………………………………（ 4 ）
9. 怀疑自己得了性病该怎么办？ …………………………………（ 4 ）
10. 常用正确的性病实验室检查方法有哪些？ ……………………（ 5 ）
11. 性病能不能治愈？ ………………………………………………（ 6 ）
12. 为什么有的人得了性病总是治不好？ …………………………（ 6 ）
13. 家中有性病患者该怎么办？ ……………………………………（ 7 ）
14. 孕妇得了性病该怎么办？ ………………………………………（ 8 ）
15. 得了性病后影响结婚生育吗？ …………………………………（ 8 ）
16. "包治性病，一针就灵"可信吗？ ……………………………（ 9 ）
17. 得了一次性病后，将获得终身免疫吗？ ………………………（ 9 ）
18. 如何预防性病？ …………………………………………………（ 10 ）
19. 避孕套可以预防性病吗？ ………………………………………（ 10 ）
20. 外出旅行如何预防性病？ ………………………………………（ 11 ）

二、梅　　毒

21. 什么是梅毒？ ……………………………………………………（ 12 ）

22. 梅毒的病原体是什么？ …………………………（12）

23. 梅毒螺旋体有什么特性？ ………………………（13）

24. 梅毒螺旋体能在人体外生长吗？ ………………（13）

25. 梅毒螺旋体的抵抗力强吗？ ……………………（13）

26. 梅毒在我国流行的情况如何？ …………………（13）

27. 梅毒是怎样被传染的？ …………………………（14）

28. 只有性交才能传染梅毒吗？ ……………………（14）

29. 梅毒在家庭中或宿舍中的传播情况如何？ ……（15）

30. 凡是梅毒都有传染性吗？ ………………………（15）

31. 梅毒会传给孩子吗？ ……………………………（15）

32. 梅毒有哪些表现？ ………………………………（16）

33. 梅毒皮疹特别严重的要考虑什么？ ……………（16）

34. 梅毒在临床上如何分类、分期？ ………………（16）

35. 什么是后天（获得性）梅毒和先天（胎传）

梅毒？ ……………………………………………（17）

36. 什么是无辜梅毒？ ………………………………（17）

37. 同性恋容易感染梅毒吗？ ………………………（17）

38. 区分早期梅毒和晚期梅毒有什么意义？ ………（18）

39. 感染梅毒后多长时间发病？ ……………………（18）

40. 一期梅毒（硬下疳）有什么表现？ ……………（18）

41. 硬下疳可以发生在哪些部位？ …………………（19）

42. 一期梅毒的诊断标准是什么？ …………………（19）

43. 暗视野显微镜下查见螺旋体就能诊断梅毒吗？ ……（20）

44. 一期梅毒应与哪些疾病鉴别？ …………………（20）

45. 二期梅毒有什么表现？ …………………………（21）

46. 什么是扁平湿疣？ ………………………………（21）

47. 二期梅毒可以脱发吗？ …………………………（22）

48. 二期梅毒黏膜损害有什么特点？ ………………（22）

49. 二期梅毒疹容易被误诊为哪些疾病？ …………（22）

50. 二期梅毒疹不治疗也会自然消退吗？ …………（23）

51. 什么是二期神经梅毒？ ……………………………………（ 23 ）

52. 二期梅毒还有哪些危害？ …………………………………（ 23 ）

53. 二期梅毒的诊断标准是什么？ ……………………………（ 23 ）

54. 什么是三期梅毒？ …………………………………………（ 24 ）

55. 三期梅毒的发生与哪些因素有关？ ………………………（ 24 ）

56. 梅毒未经治疗一定会发生三期梅毒吗？ …………………（ 25 ）

57. 二期梅毒症状越轻就越不容易发生三期梅毒吗？ ………（ 25 ）

58. 什么是良性梅毒？ …………………………………………（ 25 ）

59. 什么是致死性梅毒？ ………………………………………（ 25 ）

60. 三期皮肤黏膜梅毒疹有什么特点？ ………………………（ 25 ）

61. 三期梅毒主要有哪三种皮肤黏膜损害？ …………………（ 26 ）

62. 结节性梅毒疹有什么表现？ ………………………………（ 26 ）

63. 树胶肿有什么表现？ ………………………………………（ 26 ）

64. 三期梅毒近关节结节有什么表现？ ………………………（ 27 ）

65. 三期梅毒为什么会出现鞍鼻？ ……………………………（ 27 ）

66. 晚期心血管梅毒有什么表现？ ……………………………（ 27 ）

67. 神经梅毒分哪几类？ ………………………………………（ 27 ）

68. 脑膜血管梅毒有什么表现？ ………………………………（ 28 ）

69. 梅毒会引起麻痹性痴呆吗？ ………………………………（ 28 ）

70. 梅毒引起的脊髓痨有什么表现？ …………………………（ 28 ）

71. 梅毒可致双目失明吗？ ……………………………………（ 29 ）

72. 三期梅毒的诊断标准是什么？ ……………………………（ 29 ）

73. 什么是潜伏梅毒？需要治疗吗？ …………………………（ 30 ）

74. 早期潜伏梅毒与晚期潜伏梅毒有什么不同？ ……………（ 30 ）

75. 潜伏梅毒不治疗会有哪些结局？ …………………………（ 30 ）

76. 潜伏梅毒的诊断标准是什么？ ……………………………（ 31 ）

77. 先天（胎传）梅毒与后天梅毒有什么不同？ ……………（ 31 ）

78. 早期先天梅毒有什么表现？ ………………………………（ 31 ）

79. 胎传梅毒疹有什么特殊表现？ ……………………………（ 32 ）

80. 晚期先天梅毒有什么表现？ ………………………………（ 32 ）

81. 晚期胎传梅毒的永久性标志有哪些？ ……………… （ 32 ）

82. 晚期胎传梅毒的活动性临床表现有哪些？ ………… （ 33 ）

83. 什么是先天性潜伏梅毒？ ……………………………… （ 33 ）

84. 先天梅毒的诊断标准是什么？ ………………………… （ 33 ）

85. 先天梅毒有传染性吗？还能再胎传吗？ ……………… （ 33 ）

86. 什么是妊娠梅毒？ ……………………………………… （ 34 ）

87. 梅毒孕妇一定会生出先天性梅毒婴儿吗？ …………… （ 34 ）

88. 梅毒孕妇的妊娠结果有哪些？ ………………………… （ 34 ）

89. 怀疑自己患有梅毒怎么办？ …………………………… （ 35 ）

90. 梅毒的实验室检查有哪些方面？ ……………………… （ 35 ）

91. 常用的梅毒血清检查项目有哪几种？ ………………… （ 35 ）

92. 什么是 RPR？ …………………………………………… （ 36 ）

93. RPR 试验结果阳性有什么意义？ ……………………… （ 36 ）

94. 什么叫"前带现象"？ ………………………………… （ 37 ）

95. 什么叫"血清固定"？ ………………………………… （ 37 ）

96. 什么是 TPHA？ ………………………………………… （ 37 ）

97. 什么是 FTA-ABS？ …………………………………… （ 38 ）

98. 什么是 IgM-FTA-ABS？ ……………………………… （ 38 ）

99. 梅毒血清反应阳性就能确定是梅毒吗？ ……………… （ 38 ）

100. 哪些疾病可以引起梅毒血清反应假阳性？ ………… （ 39 ）

101. 梅毒血清反应阴性就能除外梅毒吗？ ……………… （ 39 ）

102. 梅毒的治疗原则是什么？ …………………………… （ 39 ）

103. 如何正确判断青霉素皮试阳性？ …………………… （ 40 ）

104. 早期梅毒的治疗方案是什么？ ……………………… （ 40 ）

105. 晚期梅毒的治疗方案是什么？ ……………………… （ 41 ）

106. 心血管梅毒的治疗方案是什么？ …………………… （ 41 ）

107. 神经梅毒的治疗方案是什么？ ……………………… （ 41 ）

108. 妊娠梅毒的治疗方案是什么？ ……………………… （ 42 ）

109. 先天梅毒的治疗方案是什么？ ……………………… （ 42 ）

110. 梅毒治疗过程中会出现什么严重不良反应？ ……… （ 43 ）

111. 梅毒治疗过程中应注意哪些问题？ …………………（43）

112. 梅毒治愈后还会复发吗？ …………………………（44）

113. 梅毒患者的性伴需要治疗吗？ ……………………（44）

114. 梅毒患者生活中应注意什么？ ……………………（44）

115. 如何预防梅毒？ ……………………………………（45）

三、淋　病

116. 什么是淋病？ ……………………………………（46）

117. 淋病是怎么流行的？ ………………………………（46）

118. 淋病是通过什么途径传染的？ ……………………（47）

119. 引起淋病的病原体是什么？ ………………………（47）

120. 淋球菌的存活力如何？ ……………………………（47）

121. 常用消毒剂是否能杀灭淋球菌？ …………………（48）

122. 淋球菌是怎样引起淋病的？ ………………………（48）

123. 淋病通常有哪几类？ ………………………………（48）

124. 男性单纯性淋病（无并发症淋病）有哪些症状？ ……（49）

125. 男性单纯性淋病（无并发症淋病）可发现哪些
　　 异常？ ……………………………………………（49）

126. 男性单纯性淋病（无并发症淋病）可引起哪些
　　 并发症？ …………………………………………（49）

127. 淋菌性前列腺炎有哪些表现？ ……………………（50）

128. 淋菌性附睾炎、睾丸炎有哪些表现？ ……………（50）

129. 女性淋病有哪些临床表现？ ………………………（50）

130. 女性淋病可引起哪些并发症？ ……………………（51）

131. 女童淋病有何特点？ ………………………………（51）

132. 淋菌性结膜炎有何表现？ …………………………（52）

133. 淋菌性咽炎有何临床表现？ ………………………（52）

134. 淋菌性直肠炎有何临床表现？ ……………………（52）

135. 播散性淋病有何临床表现？ ………………………（52）

136. 如何进行淋球菌的直接涂片检查？ ………………（53）

137. 淋球菌培养需要哪些实验室条件？ ……………………（ 53 ）

138. 淋球菌的鉴定需要哪些生化试验？ ……………………（ 54 ）

139. 如何正确诊断淋病？ …………………………………（ 54 ）

140. 需与男性淋病相鉴别的疾病有哪些？ …………………（ 55 ）

141. 需与女性淋病相鉴别的疾病有哪些？ …………………（ 55 ）

142. 淋病的治疗原则和注意事项有哪些？ …………………（ 55 ）

143. 对单纯性淋病应如何治疗？ ……………………………（ 56 ）

144. 有并发症的淋病应如何治疗？ …………………………（ 56 ）

145. 儿童淋病如何治疗？ …………………………………（ 56 ）

146. 怎样治疗妊娠期淋病？ ………………………………（ 57 ）

147. 如何处理淋菌性眼炎？ ………………………………（ 57 ）

148. 如何处理淋菌性咽炎？ ………………………………（ 57 ）

149. 如何处理淋菌性附睾炎？ ……………………………（ 57 ）

150. 如何处理淋菌性盆腔炎？ ……………………………（ 58 ）

151. 如何处理播散性淋病？ ………………………………（ 58 ）

152. 淋病怎样才算治愈？ …………………………………（ 58 ）

153. 如何预防淋病？ ………………………………………（ 58 ）

154. 淋病的预后如何？ ……………………………………（ 59 ）

四、生殖道沙眼衣原体感染

155. 尿道炎分为几类？ ……………………………………（ 60 ）

156. 什么叫做非淋菌性尿道炎？ ……………………………（ 60 ）

157. 什么叫做生殖道沙眼衣原体感染？ ……………………（ 60 ）

158. 沙眼衣原体是怎样的微生物？ …………………………（ 61 ）

159. 支原体是怎样的微生物？ ……………………………（ 61 ）

160. 生殖道沙眼衣原体感染的流行情况如何？ ……………（ 62 ）

161. 生殖道沙眼衣原体感染是怎样传染的？ ………………（ 62 ）

162. 男性生殖道沙眼衣原体感染有何临床表现？ …………（ 62 ）

163. 女性生殖道沙眼衣原体感染临床表现如何？ …………（ 63 ）

164. 男性生殖道沙眼衣原体感染的并发症有哪些？ ………（ 63 ）

165. 女性生殖道沙眼衣原体感染有哪些并发症? ……… （ 63 ）

166. 儿童生殖道沙眼衣原体感染的表现如何? …… （ 64 ）

167. 如何确诊生殖道沙眼衣原体感染? ……… （ 64 ）

168. 常用哪些方法检查衣原体感染? ……… （ 64 ）

169. 化验支原体阳性就肯定是非淋菌性尿道炎吗? …… （ 65 ）

170. 生殖道沙眼衣原体感染与淋病有何区别? …… （ 65 ）

171. 生殖道沙眼衣原体感染应与哪些疾病鉴别? …… （ 66 ）

172. 初发生殖道沙眼衣原体感染如何治疗? …… （ 66 ）

173. 复发性或持续性生殖道沙眼衣原体感染如何
治疗? ……… （ 67 ）

174. 孕妇生殖道沙眼衣原体感染如何治疗? …… （ 67 ）

175. 新生儿衣原体眼结膜炎如何治疗? ……… （ 67 ）

176. 生殖道沙眼衣原体感染的治愈标准如何? …… （ 67 ）

177. 为什么有些患者多次治疗后支原体检查仍阳性? … （ 68 ）

178. 生殖道沙眼衣原体感染的预后如何? ……… （ 68 ）

179. 怎样预防生殖道沙眼衣原体感染的发生? …… （ 68 ）

五、尖锐湿疣

180. 什么是尖锐湿疣? ……… （ 69 ）

181. 尖锐湿疣一定由性接触传播吗? ……… （ 69 ）

182. 有什么方法可以检测人乳头瘤病毒吗? …… （ 70 ）

183. 人乳头瘤病毒与宫颈癌有关吗? ……… （ 70 ）

184. 尖锐湿疣的临床表现有哪些? ……… （ 70 ）

185. 什么是巨大型尖锐湿疣? ……… （ 71 ）

186. HPV 亚临床感染怎么诊断? ……… （ 71 ）

187. 5%醋酸试验怎么做? ……… （ 72 ）

188. 尖锐湿疣的治疗中需要口服药吗? ……… （ 72 ）

189. 尖锐湿疣怎么治疗? ……… （ 72 ）

190. 光动力治疗对正常组织会不会有影响? …… （ 73 ）

191. 光动力治疗中光敏剂会对全身有毒副作用吗? … （ 74 ）

192. 为什么光动力治疗尖锐湿疣复发率低？ ……………… （74）

193. 如何进行光动力治疗？ ………………………………… （74）

194. 妊娠期尖锐湿疣如何治疗？ …………………………… （74）

195. 如何预防尖锐湿疣？ …………………………………… （75）

196. 尖锐湿疣治疗期间可以吸烟或者喝酒吗？ …………… （75）

197. 尖锐湿疣治疗期间同房时使用避孕套会不会

安全些？ ………………………………………………… （75）

198. 为什么精神紧张和焦虑与尖锐湿疣复发密切

相关？ …………………………………………………… （76）

199. 患有尖锐湿疣需不需要忌口？ ………………………… （76）

六、生殖器疱疹

200. 什么是生殖器疱疹？ …………………………………… （77）

201. 生殖器疱疹发生在什么部位？ ………………………… （77）

202. 生殖器疱疹是如何传播的？ …………………………… （77）

203. 生殖器疱疹的潜伏期是多久？ ………………………… （77）

204. 生殖器疱疹分几型？ …………………………………… （78）

205. 原发性生殖器疱疹有什么临床表现？ ………………… （78）

206. 男性原发性生殖器疱疹的表现如何？ ………………… （78）

207. 女性原发性生殖器疱疹的表现如何？ ………………… （78）

208. 复发性生殖器疱疹什么时候发生？ …………………… （79）

209. 复发性生殖器疱疹的发病诱因有哪些？ ……………… （79）

210. 复发性生殖器疱疹的临床表现如何？ ………………… （79）

211. 无症状型生殖器疱疹表现如何？ ……………………… （79）

212. 同性恋者生殖器疱疹的临床表现如何？ ……………… （80）

213. 孕妇的生殖器疱疹表现是怎样的？ …………………… （80）

214. 生殖器疱疹与艾滋病有关吗？ ………………………… （80）

215. 生殖器疱疹可以发展为宫颈癌吗？ …………………… （80）

216. 生殖器疱疹如何诊断？ ………………………………… （81）

217. 生殖器疱疹应与哪些疾病相鉴别？ …………………… （81）

218. 如何预防生殖器疱疹的发病？ …………………………（ 81 ）

219. 生殖器疱疹如何治疗？ ……………………………………（ 81 ）

220. 复发性生殖器疱疹反复发作者如何治疗？ ………………（ 82 ）

221. 妊娠早期患生殖器疱疹怎么办？ …………………………（ 82 ）

222. 妊娠晚期患生殖器疱疹怎么办？ …………………………（ 82 ）

223. 得过生殖器疱疹还能怀孕吗？ ……………………………（ 83 ）

224. 妊娠期如何预防生殖器疱疹？ ……………………………（ 83 ）

七、软下疳

225. 什么是软下疳？ ……………………………………………（ 84 ）

226. 软下疳是怎样传播的？日常生活接触会传染吗？ ………（ 84 ）

227. 软下疳的潜伏期有多长？其主要表现是什么？ …………（ 85 ）

228. 软下疳主要发生在哪些部位？ ……………………………（ 85 ）

229. 软下疳需要与哪些疾病区别？ ……………………………（ 85 ）

230. 软下疳有哪些检查方法？ …………………………………（ 86 ）

231. 如何诊断软下疳？ …………………………………………（ 86 ）

232. 软下疳的治疗原则是什么？ ………………………………（ 87 ）

233. 如何治疗软下疳？ …………………………………………（ 87 ）

234. 孕妇如果感染软下疳怎么办？ ……………………………（ 87 ）

235. 软下疳会影响胎儿吗？ ……………………………………（ 87 ）

236. 如患软下疳可以怀孕吗？ …………………………………（ 88 ）

237. 如何判断软下疳是否治愈及预后如何？ …………………（ 88 ）

八、性病性淋巴肉芽肿

238. 什么是性病性淋巴肉芽肿？ ………………………………（ 89 ）

239. 引起性病性淋巴肉芽肿的病原体是什么？ ………………（ 89 ）

240. 性病性淋巴肉芽肿的流行情况怎样？ ……………………（ 89 ）

241. 感染性病性淋巴肉芽肿病原体后多长时间发病？ ………（ 90 ）

242. 性病性淋巴肉芽肿的早期皮疹有何特点？ ………………（ 90 ）

243. 什么是"第四性病横痃"？ ………………………………（ 91 ）

244. 性病性淋巴肉芽肿晚期有何并发症？ …………………（91）

245. 性病性淋巴肉芽肿常用的实验室检查方法
有哪些？ ……………………………………………（92）

246. 如何正确诊断性病性淋巴肉芽肿？ …………………（92）

247. 性病性淋巴肉芽肿与其他几种性病的淋巴结炎
如何区别？ …………………………………………（93）

248. 性病性淋巴肉芽肿需与哪些疾病相鉴别？ …………（93）

249. 性病性淋巴肉芽肿如何治疗？ ………………………（94）

九、腹股沟肉芽肿

250. 什么是腹股沟肉芽肿？ ………………………………（96）

251. 引起腹股沟肉芽肿的病原体是什么？
它有何特点？ ………………………………………（96）

252. 腹股沟肉芽肿是如何传播的？ ………………………（96）

253. 感染腹股沟肉芽肿病菌后多久发病？主要病变
部位在哪里？ ………………………………………（97）

254. 腹股沟肉芽肿的皮损有何特征？ ……………………（97）

255. 腹股沟肉芽肿有哪些后遗症？ ………………………（97）

256. 如何正确诊断腹股沟肉芽肿？ ………………………（98）

257. 腹股沟肉芽肿如何与其他性病相鉴别？ ……………（98）

258. 如何治疗腹股沟肉芽肿？ ……………………………（99）

十、艾 滋 病

259. 什么是艾滋病？ ………………………………………（100）

260. 全球艾滋病流行情况怎样？ …………………………（100）

261. 在我国大陆艾滋病的传播情况是怎样的？ …………（101）

262. 艾滋病病毒的主要传播途径是什么？ ………………（101）

263. 什么是艾滋病感染的危险因素？ ……………………（102）

264. 异性恋或双性恋感染艾滋病病毒的机会与同性恋
一样吗？ ……………………………………………（102）

265. 妇女感染艾滋病病毒的危险小于男人吗? …………（103）

266. 吸毒为什么容易感染艾滋病病毒? …………（103）

267. 人工授精和器官移植能传染艾滋病吗? …………（104）

268. 艾滋病病毒会通过空气传播吗? …………（104）

269. 艾滋病病毒会通过消化道感染吗? …………（104）

270. 艾滋病病毒会通过日常生活接触感染吗? …………（105）

271. 职业性的接触会感染艾滋病吗? …………（105）

272. 艾滋病病毒会通过动物传播吗? …………（105）

273. 游泳会传播艾滋病吗? …………（105）

274. 接吻会传播艾滋病吗? …………（106）

275. 口交会传播艾滋病吗? …………（106）

276. 献血者在献血过程中会得艾滋病吗? …………（106）

277. 坐式马桶能传播艾滋病吗? …………（107）

278. 感染了艾滋病病毒的母亲能给婴儿喂奶吗? …………（107）

279. 儿童为什么也会感染艾滋病? …………（107）

280. 哪些因素影响艾滋病的母婴传播? …………（108）

281. 艾滋病是由什么引起的? …………（108）

282. 艾滋病病毒携带者与艾滋病患者有何区别? …………（108）

283. 艾滋病病毒有多少种? …………（109）

284. 艾滋病病毒的起源是什么? …………（109）

285. 艾滋病病毒侵入人体后隐藏在什么部位? …………（109）

286. 艾滋病病毒通过什么途径进入正常淋巴细胞? …………（110）

287. 艾滋病病毒为什么能破坏淋巴细胞? …………（110）

288. 艾滋病病毒感染后多长时间会发病? …………（111）

289. 艾滋病病毒感染窗口期有多长时间,

有什么意义? …………（111）

290. 为什么有长期感染 HIV-1 而不发病的患者? …………（111）

291. 急性感染者体内 HIV-1 有何特点? …………（112）

292. 艾滋病患者发病前有无前驱症状? …………（112）

293. 艾滋病患者的临床表现有哪些? …………（113）

294. 艾滋病有哪些特异性症状和体征？ ……………… （113）

295. 艾滋病的指示性症状或体征是什么？ …………… （114）

296. 什么叫做机会性感染？ ……………………………… （114）

297. 艾滋病患者为什么易患肺炎？ …………………… （115）

298. 艾滋病有哪些常见的机会性感染？ ……………… （115）

299. 什么是艾滋脑病？ …………………………………… （115）

300. 艾滋病患者为什么易患恶性肿瘤？ ……………… （116）

301. 患艾滋病的妇女在机会性感染和并发症的发生方面，

与男性有什么不同？ ……………………………… （116）

302. HIV/AIDS 感染妇女中、晚期可能并发的妇科疾病

有哪些？ ……………………………………………… （117）

303. 儿童患艾滋病有何特殊表现？ …………………… （117）

304. 儿童艾滋病如何诊断？ ……………………………… （117）

305. 诊断儿童艾滋病需排除的特殊情况是什么？ ……… （118）

306. 儿童艾滋病的实验室诊断特点是什么？ ………… （118）

307. 艾滋病病毒携带者是否一定会成为艾滋病患者？ …… （118）

308. 艾滋病患者的死亡原因是什么？ ………………… （119）

309. 如何确定是否感染了艾滋病病毒？ ……………… （119）

310. 发现 HIV 阳性后应做哪些检查？ ………………… （119）

311. 什么时候检查 HIV 抗原和 HIV 抗体？ ………… （120）

312. CD4 计数的临床意义是什么？ …………………… （120）

313. 艾滋病病情进展的标志是什么？ ………………… （121）

314. 检测血液中的 HIV 抗原和 HIV 抗体对监测艾滋病的

病程有帮助吗？ …………………………………… （121）

315. 不抽血能查出艾滋病病毒吗？ …………………… （122）

316. 什么是艾滋病病毒感染的口腔表征？ …………… （122）

317. 哪些病容易与艾滋病相混淆？ …………………… （122）

318. 艾滋病与其他性传播疾病有哪些不同点？ ……… （123）

319. 性病与艾滋病的关系如何？ ……………………… （123）

320. 艾滋病能治愈吗？ …………………………………… （124）

321. 如何治疗艾滋病？ ……………………………………（124）

322. 抗 HIV 的药物有哪些种类？ ……………………………（124）

323. 抗病毒治疗的时机如何掌握？ …………………………（125）

324. 国际上治疗艾滋病的主要方法是什么？ ………………（125）

325. 齐多夫定是治疗艾滋病的特效药吗？ …………………（126）

326. 齐多夫定有什么副作用吗？ ……………………………（126）

327. 中医中药能治愈艾滋病吗？ ……………………………（127）

328. 我国如何治疗艾滋病？ …………………………………（128）

329. 近年在艾滋病治疗方面有什么进展吗？ ………………（128）

330. 如何诊断 HIV 感染和艾滋病？ …………………………（129）

331. 什么是国际艾滋病日？每年的主题是什么？ …………（130）

332. 艾滋病患者能否正常学习和工作？ ……………………（131）

333. 如何对待感染了艾滋病的家人？ ………………………（131）

334. 治疗艾滋病的费用可以报销吗？ ………………………（132）

335. 婚检时，如果一方 HIV 检测阳性，医生应该
     如何处理？ ………………………………………………（132）

336. 妇女在什么情况下应考虑接受 HIV 抗体检测？ ………（133）

337. 艾滋病病毒携带者可以结婚和怀孕吗？ ………………（133）

338. 避孕能同时预防感染艾滋病病毒吗？ …………………（133）

339. 当医生告知艾滋病实验室检查结果阳性时
     怎么办？ …………………………………………………（134）

340. 出入国境为什么要检查艾滋病？ ………………………（134）

341. 怎样做好"自我防护"？ …………………………………（135）

342. 涉外人员应有哪些防护措施？ …………………………（135）

343. 用过进口血制品的人应采取哪些措施？ ………………（136）

344. 我国第一例传入的艾滋病病例是何时发现的？ ………（136）

345. 我国第一例大陆居民艾滋病病例是何时发现的？ ……（136）

346. 有 HIV 疫苗吗？ …………………………………………（137）

347. 如何预防艾滋病的母婴传播？ …………………………（137）

348. 中国如何对待艾滋病对本国的威胁？ …………………（138）

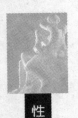

349. 我国政府如何对待艾滋病？ ……………………（138）

十一、与性病密切相关的疾病

（一）细菌性阴道病

350. 什么是细菌性阴道病？ ………………………（140）

351. 引起细菌性阴道病的病原菌有何特点？ ………（140）

352. 细菌性阴道病的传播途径是什么？ ……………（141）

353. 什么情况下易发生细菌性阴道病？ ……………（141）

354. 细菌性阴道病的主要表现是什么？ ……………（141）

355. 细菌性阴道病的实验室检查有何特点？ ………（142）

356. 如何诊断细菌性阴道病？ ………………………（142）

357. 细菌性阴道病应与哪些疾病相鉴别？ …………（143）

358. 如何治疗细菌性阴道病？ ………………………（144）

（二）阴道毛滴虫病

359. 什么是阴道毛滴虫病？ …………………………（144）

360. 滴虫病是如何传播的？ …………………………（145）

361. 女性阴道滴虫病有什么临床表现？ ……………（145）

362. 男性滴虫病有哪些表现？ ………………………（145）

363. 如何诊断阴道毛滴虫病？ ………………………（146）

364. 滴虫病需与哪些疾病相鉴别？ …………………（146）

365. 滴虫病该如何治疗？ ……………………………（146）

（三）生殖器念珠菌病

366. 什么是生殖器念珠菌病？ ………………………（147）

367. 念珠菌可存在于哪些部位？ ……………………（147）

368. 念珠菌病是如何传染的？ ………………………（147）

369. 女性念珠菌感染可有哪些表现？ ………………（148）

370. 男性念珠菌感染的表现如何？ …………………（148）

371. 女性外阴阴道炎会复发吗？ …………………………（148）

372. 念珠菌病如何诊断？ ……………………………………（149）

373. 念珠菌病需与哪些疾病鉴别？ ………………………（149）

374. 念珠菌病如何预防？ …………………………………（149）

375. 念珠菌病如何治疗？ …………………………………（150）

（四）虱　病

376. 什么是虱，虱分几种？ ………………………………（150）

377. 什么是虱病，虱病分几种？ …………………………（151）

378. 阴虱病是性病吗？它的传播方式有哪些？ …………（151）

379. 阴虱生长在哪些部位？ ………………………………（151）

380. 阴虱病有哪些表现？ …………………………………（151）

381. 阴虱病怎样诊断？ ……………………………………（152）

382. 阴虱病应怎样治疗？ …………………………………（152）

383. 如何预防阴虱病？ ……………………………………（152）

384. 使用阴虱病患者的衣服、被褥会被传染吗？ ………（152）

385. 阴虱病应与哪些病鉴别？ ……………………………（153）

386. 使用公共厕所、浴池会传染阴虱病吗？ ……………（153）

387. 孕妇患阴虱病会影响胎儿和生产吗？ ………………（153）

388. 患阴虱病期间可以怀孕吗？ …………………………（153）

389. 配偶患阴虱病，另一方应注意些什么？应如何对待
及配合治疗？ …………………………………………（154）

（五）传染性软疣

390. 什么是传染性软疣，此病是性病吗？ ………………（154）

391. 传染性软疣是怎样传染的？日常接触会传染吗？ ……（154）

392. 传染性软疣病毒及传染性软疣皮损有什么特点？ ……（155）

393. 什么是角化性传染性软疣？ …………………………（155）

394. 传染性软疣易长在哪些部位？ ………………………（155）

395. 传染性软疣的诊断是什么？ …………………………（155）

396. 传染性软疣能自愈吗? ·············· (156)

397. 传染性软疣需怎样治疗? ·············· (156)

398. 传染性软疣治愈后会留瘢痕吗? ·········· (156)

399. 传染性软疣治好后会复发吗? ·········· (156)

400. 为什么传染性软疣会泛发全身且易误诊? ······ (157)

401. 泛发性传染性软疣应怎样治疗? ·········· (157)

402. 哪些人易患传染性软疣? ·············· (157)

403. 孕妇患传染性软疣会影响胎儿吗? ········ (157)

（六）疥　疮

404. 疥疮是什么病? ·················· (158)

405. 什么是疥虫? 疥虫有什么特点，常存在于
　　 什么环境? ···················· (158)

406. 疥虫是怎样致病的? ··············· (158)

407. 疥疮传染吗? 有哪些传播途径? ········· (159)

408. 疥疮是性病吗? ·················· (159)

409. 疥疮有哪些表现? 怎么知道是否得了疥疮? ·· (159)

410. 疥疮的诊断依据是什么? ············· (160)

411. 疥疮为什么常夜晚瘙痒明显? ··········· (160)

412. 得了疥疮应怎么办? 治疗疥疮的正确方法
　　 是什么? ···················· (160)

413. 疥疮能完全治好吗? 怎样治疗才能又快又彻底? ····· (160)

414. 疥疮需要和哪些病鉴别? ············· (161)

415. 如何预防疥疮? ·················· (161)

416. 使用疥疮患者的衣物、被褥会被传染吗? ···· (162)

417. 使用公共厕所、浴池会传染疥疮吗? ······· (162)

418. 患疥疮能怀孕吗? ················· (162)

419. 孕妇患疥疮对胎儿有影响吗? ··········· (162)

420. 得了疥疮需要吃药吗? ··············· (163)

421. 得了疥疮后患者应注意哪些问题? ········ (163)

422. 疥疮患者的家属应注意些什么？ …………………… （163）

423. 家属应怎样配合疥疮患者治疗？ …………………… （164）

十二、几种应与性病相鉴别的生殖器皮肤黏膜疾病

424. 什么是黏膜白斑病？ …………………………………… （165）

425. 黏膜白斑是癌前期病变吗？ …………………………… （165）

426. 外阴黏膜白斑是性病吗？ ……………………………… （165）

427. 黏膜白斑病需手术治疗吗？ …………………………… （166）

428. 患了黏膜白斑病怎么办？ ……………………………… （166）

429. 什么是龟头炎？ ………………………………………… （166）

430. 龟头炎在临床上的分类和特点有哪些？ ……………… （166）

431. 患了龟头炎怎么办？ …………………………………… （167）

432. 什么是股癣，股癣是性病吗？ ………………………… （167）

433. 股癣有什么临床特点？ ………………………………… （167）

434. 引起股癣的致病菌有哪些？ …………………………… （168）

435. 股癣是怎样发生的？ …………………………………… （168）

436. 治疗股癣的常用药物有哪些？ ………………………… （168）

437. 治疗股癣为什么不能用激素软膏？ …………………… （168）

438. 使用激素、软膏后股癣加重怎么办？ ………………… （169）

439. 股癣能预防吗？ ………………………………………… （169）

440. 什么是干燥闭塞性龟头炎，这种病是性病吗？ ……… （169）

441. 干燥闭塞性龟头炎有哪些临床表现？ ………………… （170）

442. 干燥闭塞性龟头炎引起尿道狭窄怎么办？ …………… （170）

443. 什么是坏疽性龟头炎，这种病是性病吗？ …………… （170）

444. 为什么老年人易患坏疽性龟头炎？ …………………… （171）

445. 患了坏疽性龟头炎怎么办？ …………………………… （171）

446. 坏疽性龟头炎保守治疗失败后怎么办？ ……………… （171）

447. 什么是珍珠状阴茎丘疹病，这种病是性病吗？ ……… （171）

448. 正常人患珍珠状阴茎丘疹病的有多少？ ……………… （172）

449. 珍珠状阴茎丘疹病多发于哪些部位？ ………………… （172）

450. 珍珠状阴茎丘疹病应与哪些疾病鉴别？ ……………… （172）

451. 珍珠状阴茎丘疹病与尖锐湿疣怎样区别？ …………… （172）

452. 珍珠状阴茎丘疹病与尖锐湿疣临床难以鉴别时
    怎么办？ …………………………………………………… （173）

453. 珍珠状阴茎丘疹病需要治疗吗？ ……………………… （173）

454. 什么是阴茎硬化性淋巴管炎，这种病是性病吗？ …… （173）

455. 什么是黏膜银屑病，这种病是性病吗？ ……………… （174）

456. 患了黏膜银屑病怎么办？ ……………………………… （174）

457. 黏膜银屑病怎样治疗？ ………………………………… （174）

458. 黏膜银屑病影响性生活吗？ …………………………… （174）

459. 什么是扁平苔藓？ ……………………………………… （175）

460. 生殖器扁平苔藓有什么特点？ ………………………… （175）

461. 生殖器扁平苔藓应与哪些病鉴别？ …………………… （175）

462. 生殖器扁平苔藓怎么治疗？ …………………………… （175）

463. 什么是红色增生病，这种病是性病吗？ ……………… （176）

464. 红色增生病有什么临床表现？ ………………………… （176）

465. 红色增生病的病理特点是什么？ ……………………… （176）

466. 红色增生病应与哪些疾病鉴别？ ……………………… （176）

467. 什么是硬化性萎缩性苔藓，这种病是性病吗？ ……… （177）

468. 硬化性萎缩性苔藓的好发部位是哪里？ ……………… （177）

469. 硬化性萎缩性苔藓的特点是什么？ …………………… （177）

470. 女阴硬化性萎缩性苔藓有什么特点？ ………………… （177）

471. 女阴硬化性萎缩性苔藓会癌变吗？ …………………… （178）

472. 患女阴硬化性萎缩性苔藓怎么办？ …………………… （178）

473. 硬化性萎缩性苔藓应与哪些疾病鉴别？ ……………… （178）

474. 硬化性萎缩性苔藓如何治疗？ ………………………… （179）

475. 什么是急性女阴溃疡，这种病是性病吗？ …………… （179）

476. 急性女阴溃疡发病的部位及特点是什么？ …………… （179）

477. 急性女阴溃疡应与哪些疾病鉴别？ …………………… （180）

478. 急性女阴溃疡怎样治疗？ ……………………………… （180）

479. 什么是贝赫切特综合征，它是性病吗？ ………… （180）

480. 贝赫切特综合征生殖器溃疡临床有什么特点？ ………… （181）

481. 贝赫切特综合征生殖器溃疡应与哪些疾病鉴别？ …… （181）

482. 贝赫切特综合征生殖器溃疡应如何治疗？ ………… （181）

483. 什么是阴茎结核疹？ ………… （182）

484. 阴茎结核疹的临床特点是什么？ ………… （182）

485. 阴茎结核疹应与哪些疾病鉴别？ ………… （182）

486. 阴茎结核疹的预后怎样？ ………… （182）

487. 患了阴茎结核疹怎么办？ ………… （183）

488. 阴茎结核疹怎样治疗？ ………… （183）

489. 什么是核黄素，什么是核黄素缺乏？ ………… （183）

490. 核黄素缺乏所致阴囊炎有什么表现？ ………… （183）

491. 核黄素性阴囊炎传染吗？ ………… （184）

492. 患了核黄素性阴囊炎怎么办？ ………… （184）

493. 核黄素性阴囊炎如何预防？ ………… （184）

494. 何为赖特尔病（Reiter's disease），这种病是
性病吗？ ………… （185）

495. 赖特尔病的病因是什么？ ………… （185）

496. 赖特尔病有什么临床特点？ ………… （185）

497. 赖特尔病应与哪些疾病鉴别？ ………… （186）

498. 患赖特尔病还能同房吗？ ………… （186）

499. 患了赖特尔病怎么办？ ………… （186）

500. 什么是女性假性湿疣，这种病是性病吗？ ………… （187）

501. 正常女性患女性假性湿疣的有多少？ ………… （187）

502. 为什么有些女性会得女性假性湿疣？ ………… （187）

503. 女性假性湿疣和尖锐湿疣怎样区别？ ………… （187）

504. 得了女性假性湿疣怎么办？ ………… （188）

505. 什么叫鲍温样丘疹病？ ………… （188）

506. 鲍温样丘疹病有什么临床表现？ ………… （188）

507. 得了鲍温样丘疹病怎么办？ ………… （189）

508. 什么是阴茎癌，有哪些临床特征？ …………………（189）

509. 什么情况下要怀疑得了阴茎癌？ …………………（189）

510. 阴茎癌的病因是什么？ ………………………………（190）

511. 怎样预防阴茎癌？ ……………………………………（190）

512. 是不是阴茎长结节都要怀疑阴茎癌？ ……………（190）

513. 阴茎癌与阴茎尖锐湿疣如何区别？ ………………（191）

514. 什么是乳房外佩吉特病（Paget's disease）？ …（191）

515. 乳房外 Paget 病发生在哪些位置？ ………………（192）

516. 怀疑自己得了乳房外 Paget 病怎么办？ …………（192）

517. 什么是尿布皮炎？ ……………………………………（192）

518. 怎样预防尿布皮炎？ …………………………………（192）

519. 得了尿布皮炎怎么办？ ………………………………（193）

520. 什么是外阴白癜风？ …………………………………（193）

521. 得了外阴白癜风怎么办？ ……………………………（193）

522. 什么是皮脂腺异位？ …………………………………（194）

523. 得了皮脂腺异位怎么办？ ……………………………（194）

524. 什么是外阴瘙痒？ ……………………………………（194）

525. 为什么会得外阴瘙痒？ ………………………………（194）

526. 得了外阴瘙痒怎么办？ ………………………………（195）

527. 什么是阴囊湿疹？本病是性病吗？ ………………（195）

528. 什么人容易患阴囊湿疹？ ……………………………（195）

529. 得了阴囊湿疹怎么办？ ………………………………（196）

530. 如何才能避免患阴囊湿疹？ …………………………（196）

531. 什么是生殖器部位固定性药疹？ …………………（196）

532. 怎样识别生殖器部位固定性药疹？ ………………（197）

533. 龟头固定药疹有什么表现？ …………………………（197）

534. 哪些药物可以引起龟头固定药疹？ ………………（197）

535. 如何避免患龟头固定药疹？ …………………………（197）

一

概　论

1. 什么是性病和性传播疾病?

性病 (venereal diseases, VD) 传统观念是指通过性交行为传染的疾病, 主要病变发生在生殖器部位。包括梅毒、淋病、软下疳、性病性淋巴肉芽肿和腹股沟肉芽肿五种, 曾被称为"花柳病"。近年来随着医学科学的发展和社会性行为的改变, 1975 年, 世界卫生组织把性病的范围从过去以性交行为为主要传播方式的五种疾病扩展到各种通过性接触可传播的疾病, 统称为性传播疾病 (sexually transmitted diseases, STD), 由于部分患者仅是带菌状态而未发病, 故又称为性传播感染 (sexually transmitted infection, STI)。目前在国外列入性传播疾病的病种多达 20 余种, 其中包括传统的五种"经典"性病及生殖道沙眼衣原体感染、尖锐湿疣、生殖器疱疹、艾滋病、细菌性阴道病、外阴阴道念珠菌病、阴道毛滴虫病、疥疮、阴虱和乙型肝炎等。我国卫生部要求重点防治的八种性传播疾病是梅毒、淋病、软下疳、性病性淋巴肉芽肿、生殖道沙眼衣原体感染、尖锐湿疣、生殖器疱疹、艾滋病。

2. 我国性病的流行情况如何?

性病是在世界范围内广泛流行的一组常见传染病, 据世界卫生组织估计, 全世界每年新发现的性病病例约 3.4 亿。我国新中国成立前性病曾广泛流行，经积极防治，到20世纪60年代初，全国除个别地区外，性病已基本被消灭。进入20世纪80年代以来，随着旅游业的发展，人口的大量流动，卖淫、嫖娼、吸毒等社会丑恶现象死灰复燃，使得性病在我国再度流行，发病率逐年大幅度上升。近几年，在传染病构成排序中性病仅次于肝炎、痢疾，位居第三位。与此同时，自1985年我国发现首例艾滋病以来，感染者与日俱增，目前感染人数已近百万，流行区域和波及的人群日趋扩大，形势十分严峻。性病的防治工作将是一个十分艰巨而长期的任务。

3. 性传播疾病由哪些病原体引起？

其病原体种类很多，它们是：①病毒，如引起尖锐湿疣、生殖器疱疹、艾滋病；②衣原体，如引起性病性淋巴肉芽肿、生殖道沙眼衣原体感染；③支原体，如引起非淋菌性尿道炎；④螺旋体，如引起梅毒；⑤细菌，如引起淋病、软下疳；⑥真菌，如引起外阴阴道念珠菌病；⑦寄生虫，如引起阴道毛滴虫病、疥疮、阴虱等。这些病原体广泛存在于自然界，在适宜的温度下生长繁殖而发病。

4. 性病是怎样传染的？

主要通过直接性接触传染，即通过各种直接的性接触传染如阴道性交、口交、肛交等，由于性交时一方生殖器病损中存在足够数量的病原体，另一方的皮肤黏膜有可能直接接触到病原体；性交时摩擦易形成皮肤黏膜的损伤，有利于病原体的进入。除性交引起生殖器、肛门直肠、口腔等部位的感染外，其他与性有关的行为如亲吻、相互手淫等也可发生口唇、眼、鼻、乳房、手指等生殖器以外部位的感染，但比较少见。可通过被污染的衣裤、便器、浴盆等经破损的皮肤黏膜接触而间接感染，但一般日常接触如握手、拥抱、进食等是不会传染性病的。此外，性病还可通过血液及胎盘而感染，通过接受污染的血液、血制品、共用注射器、针头，以及胎盘、产道等传染。孕妇患有梅毒时可通过胎盘感染胎儿；妊娠妇女患淋病，由于羊膜腔内感染可引起胎儿感染。分娩时新生儿通过产道可发生淋菌性或衣原体性眼炎、衣原体性肺炎。本病的传播不受自然因素的干扰。

5. 游泳池游泳、洗桑拿会不会得性病？

一般来说通过在游泳池游泳感染性病的可能性不大，因为游泳池的水温较低，并含有漂白粉等消毒剂，不适合淋球菌、梅毒螺旋体等性病病原体存活，即使在游泳池水中含有病原体，也被大量的池水稀释，很难达到感染所需的数量。但是，使用公用浴巾、浴盆、游泳衣等有传染性病的可能。此外，有的游泳池消毒制度不严格或根本不消毒，也可能会传染其他疾病。外出游泳应到卫生条件和管理较好的游泳池去，并注意个人卫生，自带毛巾、游泳衣裤等以防止传染。

桑拿房中的温度很高，大部分性病病原体很快失活，但是在桑拿房温暖湿润的环境中，少数病原菌可以存活一段时间，桑拿者赤身裸体坐在木凳上，就有可能染上性病，我们临床就可见到洗桑拿后出现肛周尖锐湿疣的患者，另外，现在有些桑拿屋为顾客提供内裤及毛巾。如果提供的这些物品并非一次性使用，且不进行消毒或消毒不严格，也有传染性病的危险。

6. 哪些人容易得性病？

所谓高危人群即高度危险的人群。性病的高危人群即极有可能感染性病的人群。他们包括卖淫、嫖娼者、三陪女、吸毒者、多性伴侣者、婚外恋者、同性恋者及性病患者的性伴等。

7. 性病对个人和家庭有哪些危害？

性病是一种社会性疾病，具有很大的危害性，患者多为青壮年，不仅能引起个人身心健康的严重损害，而且也危害家庭，有损社会风尚，影响人口素质，性病的蔓延是对人类最大威胁之一。患性病后出现泌尿系统、生殖器的病变，如不及时治疗可并发附睾炎、睾丸炎、前列腺炎、盆腔炎、附件炎等引起不孕不育。性病的另一种危害是对人的心理健康和对家庭、社会的危害。患性病后绝大多数患者表现为紧张、焦虑、不安、自卑，往往造成夫妻间感情破裂，家庭失和、人格的变态，影响着社会的安定与团结。由于性病的危害性大，所以一旦患病，应及时地予以诊断和处理，以免产生严重的后果。

8. 什么情况下应怀疑得了性病？

由于性病是一组疾病的总称，其症状自然因病而异，感染了性病病原体后，有的人有明显的临床表现，但是，也有的人没有任何表现。一些症状，特别是男女性器官上出现的不适，提示可能感染了性病：男性常常可见尿频、尿急、尿痛及尿道口分泌物；阴囊肿大；女性阴道分泌物异常（如增多、颜色发黄、有异味、脓性或血性等）；女性外阴瘙痒，下腹痛；生殖器部位出现水疱；生殖器部位出现赘生物；腹股沟淋巴结肿大；全身出现不痛不痒的对称分布的皮疹，尤其是在手心、足底出现这样的皮疹。有不洁性行为、性伴有性病或怀疑有性病者，出现上述表现时需要及时到医院进行检查。

9. 怀疑自己得了性病该怎么办？

由于社会上常把性病与不好的名声联系在一起，所以，有些人怀疑自己得性病后讳疾忌医，不敢到正规医院检查，害怕被他人知道，心理负担重，就悄悄到街头巷尾看小广告找游医或自己上网、查书、到药店买药治疗，结果不仅上当受骗白花很多钱，还贻误病情，产生耐药、并发症、后遗症、心理精神障碍等恶果，造成终身遗憾。例如，早期梅毒治疗不彻底复发可导致晚期损害，出现心血管和神经梅毒。淋病和生殖道沙眼衣原体感染如不正规治疗，虽然症状可好转，但病原菌可潜伏，造成复发或持续不愈，在男性患者可并发睾丸炎、附睾炎等；女性可引起慢性输卵管炎和不孕症等。因此，怀疑自己得了性病一定要到正规医院的皮肤性病科、泌尿科或妇产科检查治疗。目前，我国大部分医院皮肤科均能诊治性病，而且可以为患者保密，患者应如实向医生反映病史，帮助医生做出正确的诊断。

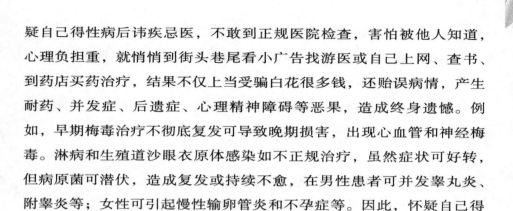

10. 常用正确的性病实验室检查方法有哪些？

性病有很多种，每种性病均有几种不同的实验室检查方法。这些方法是否准确关系到患者能否得到正确诊断和有效的治疗。目前，常用的性病实验室检查方法如下。

（1）淋病：①涂片法，对男性急性尿道炎准确性高，但不适用于女性患者；②培养法，最为准确，尤其适合女性患者。

（2）生殖道沙眼衣原体感染：①涂片法，检查尿道或宫颈分泌物中的中性粒细胞，方法简便，但不能确定病原体；②沙眼衣原体抗原检测法，简便，但有的检测方法敏感性不高；③聚合酶链反应（PCR）和连接酶链式反应（LCR），为分子生物学检查方法，是将标本数目有限的目标 DNA 或 RNA 序列成百万倍放大，使敏感性大大提高。本法对实验室的要求较严格，操作不规范易出现假阳性。

（3）梅毒：①暗视野显微镜检查，适用于有硬下疳损害的患者；②非螺旋体血清学试验，如快速血浆反应素试验（RPR），为初筛试验，可有假阳性；③螺旋体血清学试验，如梅毒螺旋体颗粒凝集试验

（TPPA），为梅毒的确证试验，但不能用来判断疗效、随访等。

（4）尖锐湿疣：一般凭临床表现即可诊断，必要时行 5% 醋白试验和组织病理检查。

（5）生殖器疱疹：一般凭临床表现即可诊断，必要时行单纯疱疹病毒抗原检查。

11. 性病能不能治愈？

性病有很多种，有的容易治愈，有的不容易治愈。可治愈或易治愈的性病通常是由细菌、衣原体、支原体、螺旋体等病原体引起的，如淋病、生殖道沙眼衣原体感染、梅毒（早期梅毒）、软下疳等。这些性病使用合适的抗生素治疗，均可达到临床和病原学治愈。不可治愈或难以治愈的性病主要是由病毒感染引起，如生殖器疱疹、尖锐湿疣、艾滋病。但这里所说的"不可治愈"指的是在相当一段时期内不能达到病原学治愈，这些疾病通过治疗可以达到临床治愈。目前的抗病毒药物对引起这些性病的病毒一般只能起抑制作用，短期内尚无法彻底清除，因此感染了这些性病后，虽然可以达到临床治愈，但是病毒仍可能潜伏在人体中，这就是部分患者生殖器疱疹或尖锐湿疣容易复发的缘故。不过，人体对这些病毒可逐渐产生较强的免疫能力，对病毒起抑制作用而使其对人体不再具有危害。

12. 为什么有的人得了性病总是治不好？

主要原因是：①治疗不当，如使用了耐药药物或不恰当药物，未遵医嘱用药，自行减药、停药或更换药物，酗酒、进食辛辣食物、不节房事等。配偶或性伴未及时治疗造成双方反复感染。有并发感染及并发症，淋病并发衣原体、支原体感染等，由于治疗不及时、不彻底，加上机体抵抗力下降可使感染蔓延，引起前列腺炎、附睾炎、盆腔炎等并发症。尿道黏膜发生水肿、增生，牵拉局部神经出现症状，总觉局部不适。②心理负担过重，多见于反复发作的尿道炎患者，心理负担重，有一定医学知识，了解不少专业知识，越查书越紧张，整天顾虑重重，即使已经治愈，还觉得有各种各样的不适感，如腰酸背痛、下腹隐痛、会阴坠胀、阴囊抽痛、外阴潮湿、皮肤瘙痒、头昏无力及关节疼痛等。症状时有时无，时轻时重，但医生检查并无明显体征，各项化验也正常。引起这种情况的原因，可能是患者因为得病后的精神紧张使自主神经功能失调，或是炎症后的恢复过程，或者是对某种物质过敏等，并不是疾病没有治好。如果经过多次体格检查及实验室检查均正常，就不必担心，应适当转移注意力，加强营养与锻炼，或服用一些中药调理一下，会慢慢好起来的。

13. 家中有性病患者该怎么办？

如果家中有了性病患者，应采取正确的态度，不歧视，多关心，给予精神安慰和鼓励。通过耐心细致的思想工作，打消患者的顾虑，让患者认识到性病的危害，劝其到正规医院去检查，并如实向医生反映病情，帮助患者遵医嘱完成治疗和随访，主动积极地参与治疗和预防工作；对治疗不规则、疗效不够满意的患者，针对其容易产生悲观失望或急躁情绪，家属要鼓励和安慰他们，帮助患者树立战胜疾病的信心，使其相信只要配合医生，坚持治疗，就会取得较好疗效。在性病未治愈前，要避免房事，勤换衣裤、勤晒被褥，勤通风换气。对患者用过的生活用品可视情况采取阳光曝晒、开水洗烫、消毒药水擦拭等方法清洁消毒。为了避免漏诊和重复感染，对与患者有过性接触的人，以及生活密切接触者如幼女，应带其到医院检查。

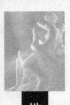

14. 孕妇得了性病该怎么办?

首先应及时到医院检查治疗,由于有些性病如梅毒可通过胎盘传染胎儿;有些性病如淋病、衣原体感染、生殖器疱疹等可通过污染的产道感染新生儿;有些性病还可因妊娠加重,如尖锐湿疣可迅速增多增大。由于某些药物会对胎儿有影响,所以要考虑到孕妇的用药禁忌。例如,可能影响胎儿发育的药物如氧氟沙星、环丙沙星、多西环素、四环素等均不能用,一般采用青霉素、红霉素治疗。孕妇必须按医嘱完成治疗,定期复查。可适当采取有关措施,例如,终止妊娠或做剖宫产,但应根据情况决定,并不是所有得性病的孕妇都必须采取这样的措施。有资料表明,早期经青霉素正规治疗的梅毒孕妇所生婴儿基本都是健康的。产妇患尖锐湿疣如不影响分娩可不必剖宫产。若患上生殖器疱疹,应定期做产前检查。注意个人卫生,怀孕后阴道分泌物增多,加上有性病感染,尤其要注意阴部清洁卫生,需勤换内衣,不穿紧身尼龙裤或连裤袜,以免透气性差使阴部温度增高而易感染。保持局部清洁干燥;尽量不使用公共盆浴;每晚清洗会阴,盆及毛巾个人专用,即使是母女、姐妹之间也不宜合用一盆。室内要经常通风,马桶圈等生活用品经常擦洗,节制房事和注意营养与休息等。

15. 得了性病后影响结婚生育吗?

目前对除了艾滋病外的性病均有许多有效的药物和方法,尤其是早期治疗,往往能在短期内取得显著疗效,因此得了性病后只要不是乱求医,而是经正规医院治疗,一般都会迅速恢复,并不影响结婚和生育。对早期和初发患者,在彻底治愈后,除梅毒患者需观察1~2年外,其他的观察数月无异常即可结婚,但未经正规治疗的患者、性病治愈后又有非法性行为的人、性病未愈的人都必须在婚前到医院接

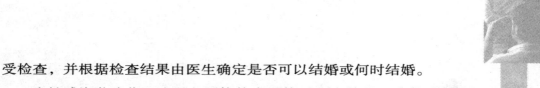

受检查，并根据检查结果由医生确定是否可以结婚或何时结婚。

女性感染淋球菌、沙眼衣原体等病原体后，多数人无自觉症状，或者只有白带增多、外阴痒等，她们并不知道自己感染了性病。这时，宫颈部位的病原菌可进一步向上蔓延，引起子宫内膜炎、输卵管炎、盆腔腹膜炎等盆腔炎性疾病。炎症的后果是输卵管阻塞、粘连和积水，导致不孕；患有梅毒的妇女也可能导致不孕。男性患有淋菌性或生殖道沙眼衣原体感染，如治疗不及时，在少数患者可引起尿道狭窄、附睾炎、精囊炎，这些部位的炎症会影响精子的贮存、存活和运送，最终导致不育。

16. "包治性病，一针就灵" 可信吗？

性病有多种，其病原菌各不相同，因此治疗的方法也各异。如梅毒主要用青霉素治疗，淋病主要用头孢曲松钠治疗，生殖道沙眼衣原体感染主要用多西环素或阿奇霉素治疗，尖锐湿疣主要用足叶草脂毒素或激光治疗等。生殖器疱疹即使应用抗病毒药物控制，也很容易复发。由此可见，社会上到处可见所谓对性病 "一针就灵，包治包好" 的招贴广告都是骗人的，治疗性病不可能 "一针就灵"。

17. 得了一次性病后，将获得终身免疫吗？

人体对性病病原体没有终身免疫，得过一次后如遇传染源还会再感染。因为性病患者的血液中缺乏针对这些病原体的保护性抗体，以致这些致病菌可以反复感染致病。此外，还有一些性病，如艾滋病、生殖器疱疹等，到目前为止，还无根治对策，就更谈不上 "终身免疫" 了。因此，要想不再染上性病，关键还是靠杜绝不良的性行为，加强个人防护，正确使用避孕套等。

18. 如何预防性病？

性病的发生流行与社会、经济因素密切相关，因此，性病的预防要从社会与个人两方面考虑。①社会预防：加强社会主义精神文明建设和法制建设，净化社会风气，铲除滋生性病、艾滋病的土壤。坚决取缔卖淫嫖娼、吸毒贩毒和淫秽书刊出版物，加强健康教育，使人们对性行为有正确的认识，提倡洁身自爱，抵制社会不良风气，既不做性病的受害者，也不做性病的传播者；②个人预防：提高文化素养，加强道德特别是性道德的修养，洁身自好，防止不洁性行为；采取安全性行为；正确使用质量可靠的避孕套；平时注意个人卫生，不吸毒，不与他人共用注射器；尽量不输血，尽量不注射血制品，有生殖器可疑症状时及时到正规医院就医，做到早发现、早治疗；配偶得性病应及时到医院检查，治疗期间最好不过性生活，需要时使用避孕套；做好家庭内部的清洁卫生，防止对衣物等生活用品的污染，如勤晒勤洗被褥、患者内衣裤不要和小孩的混在一起洗、大人与小孩分床睡、分开使用浴盆、马桶圈每天擦洗等；此外，有人误以为每天冲洗阴部、吃抗生素就可预防性病，是不正确的，容易产生不良后果。

19. 避孕套可以预防性病吗？

避孕套可提供一种物理屏障，避免直接接触性伴的体液或血液，可有效降低性病和艾滋病传播的危险性。但不正确使用或不坚持使用避孕套可使其预防效果大大降低。例如，有时用、有时不用，发生滑脱、破裂，在射精前才戴，避孕套的质量不符合要求，重复使用同一个避孕套或一套多用等，这些不正确的做法都存在着感染的机会。此外，有些性病病原体可能从阴茎、阴道以外的病损部位排出，例如，梅毒的硬下疳可以长在身体的其他部位；尖锐湿疣、生殖器疱疹可以自体接种，也可以长在口腔等部位。所以，避孕套虽有保护作用，但也有一定的局限性。避孕套并不是百分之百的保险，但使用总比不使用好。

 ## 20. 外出旅行如何预防性病？

目前，人们外出旅行机会不断增多，虽然实际在公共场所通过生活用品传染的性病较少见，但人们还是越来越关注外出时如何预防性病。只要我们注意保持衣物、用具的清洁干燥，创造不适宜病菌生长的温度与环境，采取必要的防护措施就可以达到预防性病的目的。①养成良好的个人卫生习惯：如便后洗手、勤洗澡、勤换衣裤，不使用他人的毛巾、浴盆等；②去公共场所时采取简易有效的隔离措施：如使用坐式马桶，可事先在马桶圈上垫一张纸，便后弃去并洗手。去公共浴室洗澡或去游泳池游泳时，把自己的衣裤装进自带的塑料袋后再放到公共衣柜里去。不要把自己的衣服尤其是内衣裤与别人的混放在一起。不要借穿别人的游泳衣裤和浴衣，也不要光着下身坐在浴室凳子上，尽量采取淋浴，不使用盆浴。去旅馆住宿时要检查一下被褥、床单是否干净，如有分泌物应请服务员更换。使用公共脸盆时要先用肥皂把盆洗净，有条件时可用开水烫一下再用。在旅馆住宿时最好不与他人同盖一被等。

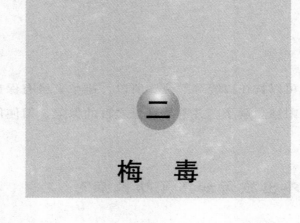

二

梅 毒

📷 *21.* 什么是梅毒？

梅毒是由苍白螺旋体感染所引起的一种慢性性传播疾病，是古老而常见的一种性病。患者受到感染后，螺旋体可以经血行和淋巴结播撒到全身、侵犯全身多个器官，产生病变。也可潜伏多年甚至终身没有临床表现。梅毒还可以由母体通过胎盘血液传给胎儿，从而导致早产、死亡或娩出先天梅毒婴儿。梅毒从传染来源可分为后天梅毒（获得性）和先天梅毒。后天梅毒在长期病程中，由于机体的抵抗力和反应性的改变，症状时显时隐。一般可分为一、二、三期。第一期为下疳期；第二期为发疹期，合称早期梅毒，传染性强；第三期为晚期，传染性小。

📷 *22.* 梅毒的病原体是什么？

梅毒的病原体是一种苍白螺旋体，医学上称之为梅毒螺旋体，梅毒螺旋体是一种小而纤细的呈螺旋状的微生物，长度为 5~20 纳米，直径小于 0.2 纳米，它有 6~12 个螺旋，肉眼看不到，在光镜暗视野下，人们仅能看到梅毒螺旋体折光性，因其透明不染色而称为苍白密螺旋体。

23. 梅毒螺旋体有什么特性？

梅毒螺旋体有吸附特性，对人体的黏膜及皮肤有很强的亲和性，当阴道或阴茎黏膜有轻度损伤时，即会乘虚而入，并能持续存在于人体内。然而，梅毒螺旋体在体外则不易生存。梅毒螺旋体以横断分裂的方式进行繁殖，其复制时间为 30~33 小时。

24. 梅毒螺旋体能在人体外生长吗？

梅毒螺旋体不能在人体外生长，但可以将梅毒螺旋体接种于兔子的睾丸，使之发生梅毒性睾丸炎，以此保存梅毒螺旋体菌株及传代，制作梅毒螺旋体血清反应抗原，进行免疫血清学实验和梅毒治疗药物疗效判定等。

25. 梅毒螺旋体的抵抗力强吗？

梅毒螺旋体在体外不易生存，肥皂水及一般消毒剂均易将其杀灭，比如，用升汞（氯化汞）、苯酚或酒精等均可在数分钟内将其杀死。干燥环境下梅毒螺旋体也会迅速死亡。梅毒螺旋体生存的最适宜的温度为 37℃，在 39℃ 时能存活 4 小时，41℃ 时存活 2 小时，48℃ 时存活半小时，100℃（煮沸）时立即死亡。虽然梅毒螺旋体不耐热，但耐寒性强，0℃ 时能存活 48 小时，在低温（-78℃）下可存活数年，并能保持其形态、活力及毒力。

26. 梅毒在我国流行的情况如何？

梅毒是一种古老的性传播疾病，最早在美洲出现，后传入欧洲，

17 世纪初经广东沿海传入我国，随后蔓延开来，在我国已流行了 400 多年。新中国成立前，梅毒在我国的传播甚为广泛，据报道，一些大城市皮肤科初诊患者中梅毒占 5% ~ 10%，某些少数民族地区发病率更高。那时候梅毒的"知名度"很高，俗称"杨梅疮""花柳病"。新中国成立后，我国政府采取了封闭妓院、取缔妓女的果断措施，切断了传播途径，结合大力开展群众性性病防治，只花费了十几年时间就控制了梅毒等性病的流行，1964 年，我国宣布基本消灭性病。尔后，撤销了大部分性病防治机构，医学院校也取消了性病课程。然而，到了 20 世纪 80 年代，随着我国对外开放，旅游事业的发展等多种因素，梅毒和其他性传播疾病一样，在我国死灰复燃，而且从 20 世纪 90 年代开始迅速蔓延，近年来梅毒的发病率仍然居高不下。

27. 梅毒是怎样被传染的？

梅毒主要是通过直接性接触和怀孕时通过胎盘传染。绝大多数人是通过与梅毒患者性交而被传染上梅毒的。未经治疗的梅毒患者，尤其是在得病的第一年内，在皮肤和黏膜表面有大量的梅毒螺旋体，并且很容易通过性接触者的皮肤和黏膜上的损伤（即使是很细微的肉眼看不见的损伤）而使健康的接触者受到感染。

28. 只有性交才能传染梅毒吗？

虽然后天性梅毒有 90% 以上是通过性交传播的，但仍有少数可以通过非性交的方式感染梅毒，如通过接吻、输血（早期梅毒患者作为供血者）、哺乳等也可直接传染。还有极个别人可能是通过被梅毒螺旋体污染的毛巾、剃刀、烟嘴、餐具、玩具、衣物、医疗器械等物品而间接传染。一般来说，通过日常生活接触传染的机会极小。

29. 梅毒在家庭中或宿舍中的传播情况如何？

　　家中有一人出现梅毒，其配偶或性伴同时患上梅毒的概率极大，需要尽快抽血查梅毒抗体，由于梅毒感染有数周的潜伏期，因此，即使化验结果阴性，也最好尽快给予抗梅毒治疗。但是，即使生活中密切接触，非夫妻或性伴之间的传染概率几乎为零，因此，可以抽血检查以除外梅毒，而不必常规给予抗梅毒治疗，也不必过度担心被传染而反复检查。同样，居住同一宿舍的人，也不容易通过生活接触而传染上梅毒。

30. 凡是梅毒都有传染性吗？

　　梅毒的传染性随着病期的延长而减小。一期、二期的梅毒患者都具有传染性，其皮肤黏膜损害处有大量的梅毒螺旋体存在；潜伏早期的梅毒患者也有传染性。病程超过 2 年时，梅毒的传染性会逐渐减弱，即使与未经过治疗的病程在 2 年以上的梅毒患者有性接触，一般也不会被传染。病程越长，传染性越小，病程超过 8 年者，其传染性已非常小。

31. 梅毒会传给孩子吗？

　　梅毒绝大多数是通过不洁性交感染的，又称后天梅毒，在生完孩子之后才患梅毒的夫妻，不容易将梅毒传给孩子。但患有早期梅毒的妇女怀孕后，血液中的梅毒螺旋体可经胎盘传播给胎儿，使婴儿从一降生到人世就患有梅毒，称为先天梅毒。先天梅毒是在母体内被感染的，是胎传，而不是遗传。因为母体的遗传物质染色体和基因并不会携带梅毒的信息，当然也不会遗传给下一代，所以梅毒不会遗传，可以胎传。

 32. 梅毒有哪些表现？

梅毒的表现千变万化，主要表现为生殖器部位的红斑、破溃以及全身的皮疹，一般无明显症状。皮疹可多可少，可轻可重。多数患者在很长一段时期内没有任何症状，但通过采血进行实验室检查可以发现。

33. 梅毒皮疹特别严重的要考虑什么？

梅毒皮疹特别严重的，常常早期容易被误诊，很多患者最后都是通过皮损活检做病理才得以确诊，这些患者常见于人类免疫缺陷病毒（HIV）感染者，需要同时进行人类免疫缺陷病毒检查，尤其是同性恋者，如果证实人类免疫缺陷病毒感染，要同时治疗。并发人类免疫缺陷病毒感染的梅毒患者对梅毒治疗的效果也较差。

34. 梅毒在临床上如何分类、分期？

根据传播途径可分为后天（获得性）梅毒与先天（胎传）梅毒；根据发病时期又分为早期梅毒与晚期梅毒；根据有无症状又分为显性梅毒和隐性（潜伏）梅毒。

后天梅毒

早期梅毒：病期在 2 年以内。

一期（硬下疳）

二期

早期潜伏

晚期梅毒：病期在 2 年以上。

良性梅毒（皮肤黏膜、骨、眼等）

内脏梅毒（如心血管、肝脏等）

神经梅毒

潜伏梅毒

先天梅毒

早期（小于 2 岁）

晚期（大于 2 岁）

35. 什么是后天（获得性）梅毒和先天（胎传）梅毒？

通过性接触直接传染的称为后天（获得性）梅毒。当性接触时，患者的生殖器等病变部位的梅毒螺旋体从生殖器、口唇、舌部或乳房等处的皮肤或黏膜侵入对方而发生后天梅毒。

由患有梅毒的孕妇通过胎盘血流将梅毒螺旋体传给子宫内胎儿，使其出生时就感染了梅毒的称为先天（胎传）梅毒。

36. 什么是无辜梅毒？

由非性接触传染引起的后天梅毒叫无辜梅毒。它是由于日常生活中的一般接触或输血等直接传染，或者是通过接触沾染了梅毒螺旋体的物品间接传染而引起的，但属于此类的只有极个别。

37. 同性恋容易感染梅毒吗？

男性同性恋之间常发生肛门性交，即性行为在男性生殖器与肛门直肠之间进行。由于直肠黏膜及肛周皮肤脆嫩，易在性交时损伤，因此不仅容易感染艾滋病、淋病等，也容易感染梅毒。

38. 区分早期梅毒和晚期梅毒有什么意义？

病期在2年内的后天梅毒以及年龄小于2岁的先天梅毒称为早期梅毒。病期超过2年的后天梅毒以及年龄大于2岁的先天梅毒称为晚期梅毒。以2年来划分早晚期的界限，主要是因为在感染2年内梅毒的传染性最强，复发也多在此期间。另外，早期梅毒如果能彻底治愈，对身体危害尚小，而晚期梅毒则疗效较差，对身体的危害也较严重。

39. 感染梅毒后多长时间发病？

从感染梅毒螺旋体到出现症状的时间称为潜伏期，其长短不一，一般2~4周。就出现一期梅毒症状来说，从10天到90天不等。如果感染梅毒螺旋体数量多或被感染者身体状况差，则发病较早。如果同时感染淋病已用了青霉素治疗或用过其他一些抗生素，以及抵抗力较强者，则发病较晚。还有一部分患者可能不出现一期梅毒症状，也可能由于症状极轻而被忽视，直到几个月甚至半年多后才出现二期梅毒的症状。有不少患者也不记得出现过二期梅毒症状，一直以潜伏梅毒的形式存在，只有在检查身体或配偶、性伴发现梅毒后通过抽血化验才被发现。

40. 一期梅毒（硬下疳）有什么表现？

一期梅毒主要表现为硬下疳，大部分发生于生殖器部位。硬下疳出现在性交后2~4周，开始时为一丘疹或米粒大小红斑，以后隆起，形成豆大至指头大硬结，多为单发，很快破溃糜烂，有浆液性渗出，渗出液内含大量梅毒螺旋体，硬下疳的特点是：①触诊有软骨样硬度；②无疼痛及压痛（无继发感染时）；③损害数目通常仅一个；④损害表面清洁；⑤不经治疗，3~6周自然消失，不留痕迹或留有轻度萎缩性瘢痕，接受不足量抗梅毒治疗或外用药治疗，可见到不典型的硬下疳。因此，一期梅毒很容易被患者忽视。硬下疳出现后数天，一侧腹股沟淋巴结肿大，以后另一侧也肿大，这些淋巴结的特点为：①如手指头大小，较硬，彼此散在不融合；②无疼痛与压痛；③表面皮肤无红、肿、热等炎症现象；④不化脓；⑤穿刺液中含有螺旋体。硬下疳初期，大部分患者的梅毒血清反应呈阳性，以后阳性率逐渐增高。硬下疳如出现7~8周后，全部患者血清反应为阳性，硬下疳如不及时治疗，经3~4周自然消失，但病变并未痊愈，处在进入二期梅毒的潜伏期阶段，若此期能得到及时诊断和充分治疗，可迅速达到彻底治愈的目的。

41. 硬下疳可以发生在哪些部位？

绝大多数硬下疳发生在阴部。男性依次为冠状沟、龟头、阴茎、包皮及阴囊。女性常发生在大小阴唇及阴唇联合处。少数发生在阴部以外的下疳，常见部位为女性的乳房，尤其是乳晕及乳头，其次是肛门、口唇、手指等处。

42. 一期梅毒的诊断标准是什么？

确诊一期梅毒需结合病史、临床表现及实验室检查综合判断，慎重做出诊断。

（1）病史：有感染史，潜伏期一般为2~3周。

（2）临床表现：①硬下疳直径1~2厘米，圆形或椭圆形，稍高出皮面，表面轻度糜烂或浅溃疡，少许分泌物，呈肉红色或暗红色，不痛不痒，触诊时有软骨样硬度。一般单发也可多发。多见于外生殖器，也可见于肛门、宫颈、口唇、乳房、手。②腹股沟淋巴结或患部附近淋巴结可肿大，常为数个，大小不等，质硬，不粘连，不破溃，无痛感。③可自行消退。

（3）实验室检查：①暗视野显微镜检查，皮损组织液或淋巴结穿刺液可查见梅毒螺旋体；②梅毒血清学试验阳性，其中，具有特异性的梅毒螺旋体抗原血清试验［荧光螺旋体抗体吸收试验（FTA-ABS）和梅毒螺旋体血凝试验（TPHA）］在下疳发生后1~2周后开始出现阳性，非螺旋体抗原试验［快速血浆反应素（RPR）试验］在下疳发生后3~4周后开始出现阳性。因此，如果临床上怀疑梅毒而血清反应阴性，应当过1~2周再复查。如果皮疹已出现1~2个月但血清反应仍阴性，则可以除外硬下疳了。

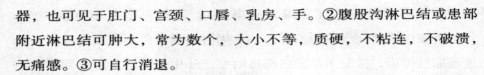

43. 暗视野显微镜下查见螺旋体就能诊断梅毒吗？

因为在生殖器部位及口腔还存在其他非致病螺旋体，需与梅毒螺旋体鉴别的有雅司螺旋体、大齿螺旋体和小齿螺旋体以及生殖器螺旋体等，因此，医生取分泌物样本在暗视野显微镜下查见螺旋体应仔细辨认，还需结合病史和临床表现，最后通过血清反应证实才能做出正确的诊断。

44. 一期梅毒应与哪些疾病鉴别？

硬下疳主要发生在阴部，需与之鉴别的有以下几种性病和皮肤病：软下疳、性病性淋巴肉芽肿、腹股沟肉芽肿、糜烂性龟头炎、固定性药疹、生殖器疱疹、贝赫切特综合征等。这些疾病具有各自的特点，梅毒血清反应阴性，鉴别不是很困难。

45. 二期梅毒有什么表现？

一期梅毒未经彻底治疗，梅毒螺旋体由硬下疳附近的淋巴结进入血液，在人体内大量播散，使人体几乎所有的组织及器官受累，经过6~8周的潜伏期，可出现低热、头痛、全身不适、肌肉和关节酸痛、食欲不振、浅表淋巴结大、皮肤黏膜疹、骨膜炎、虹膜睫状体炎及脑膜炎等临床表现，这一段时期，临床上称为二期梅毒。二期梅毒最常见的症状是皮肤黏膜疹，除皮肤黏膜疹外的上述所见常常可轻可重，因人而异，多数人不太明显。二期梅毒皮肤黏膜疹的特征是广泛而且对称分布，但没有不适的感觉，破坏性小，但传染性强。如果手掌、脚掌出现圆形红斑，不痒不痛，这是二期梅毒疹最具特征性的表现。常见二期梅毒疹有以下几种形态：①皮疹，可有斑疹（玫瑰疹）、斑丘疹、丘疹、丘疹性鳞屑性梅毒疹、毛囊疹、脓疱疹、蛎壳状疹和溃疡疹等；②扁平湿疣；③梅毒性脱发；④黏膜损害。二期梅毒疹表现各种各样，千变万化，可以和多种皮肤病的皮疹相似，容易被误诊。

46. 什么是扁平湿疣？

扁平湿疣是二期梅毒疹中具有的特征性表现，并且最具传染性的皮肤黏膜疹。主要发生在肛门周围及外生殖器等人体潮湿、易摩擦部位，形态为扁平的斑丘疹，绿豆至黄豆大小，可以互相融合，迅速增大，形成扁平隆起、疣状隆起或乳头状隆起。边界清楚，表面潮湿、往往破溃，从而形成溃疡，溃疡表面常覆盖一层苔藓样被膜，具有恶臭味。自觉症状轻微，可有轻度痒、痛。扁平湿疣内有大量的梅毒螺旋体，传染性极强。梅毒性扁平湿疣应与外阴尖锐湿疣鉴别，后者皮损也呈乳头瘤样增殖，二者单从皮损形态有时不易鉴别，但是，外阴尖锐湿疣系由病毒感染所致，具有不同的组织病理学特征，另外从皮损处也查不到梅毒螺旋体。

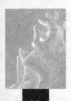 **47. 二期梅毒可以脱发吗?**

梅毒可以引起脱发,称为梅毒性脱发,属于二期梅毒疹。可能由于梅毒螺旋体侵犯头皮血管,造成毛囊供血障碍所致。常发生于枕部、颞部,呈虫蚀状。梅毒性脱发经抗梅毒治疗后头发可以再生,甚至不治疗也可以再生。

48. 二期梅毒黏膜损害有什么特点?

约1/3的二期梅毒患者可发生黏膜损害,常与皮疹同时发生。黏膜损害表现为黏膜斑及咽炎。黏膜斑可见于7%~12%的二期梅毒患者,主要发生在口腔尤其是舌、唇部,表现为无痛性的圆形浅表糜烂,上覆灰白色渗出物。扁桃体、会厌也可受累,导致声音嘶哑。咽炎见于约25%的二期梅毒患者,表现为咽部和扁桃体弥漫性发红,严重时水肿、糜烂。声带受累时可导致声音嘶哑。虽然咽喉疼痛罕见,但可被警惕性高的医生发现。表现为口腔黏膜损害患者常易被误诊为口疮、白色念珠菌感染及扁平苔藓等。

49. 二期梅毒疹容易被误诊为哪些疾病?

二期梅毒疹的形态多种多样,可谓"万能模仿者",没有经验的医生容易将其诊断为玫瑰糠疹、多形红斑、银屑病、副银屑病、病毒性发疹性疾病、药疹、扁平苔藓、脂溢性皮炎、环状肉芽肿、尖锐湿疣、斑秃及阿弗他溃疡等疾病。但梅毒疹还是有其共有的特点的,如果皮疹很像上述疾病但又不够典型,则应结合病史及梅毒血清化验检查,从而确定或除外梅毒诊断。

50. 二期梅毒疹不治疗也会自然消退吗?

第一次发生的二期梅毒疹称为早发性梅毒疹,不经治疗在 1~3 个月内可以自然消退,一般不留痕迹,但并不表明梅毒就自动消除了,而是进入了潜伏期,到一定时候还会复发,称为复发性梅毒疹。这种皮疹数目少,而且分布比较局限,仍有传染性。在第 1~2 年内更容易复发,而且还可以反复数次。有些患者身体抵抗力强,皮疹表现较轻微,容易被忽视。

51. 什么是二期神经梅毒?

二期梅毒的神经系统损害称为二期神经梅毒。其症状常不明显,容易被忽视。但脑脊液有异常变化,如蛋白增多,淋巴细胞数目增加,脑脊液梅毒血清试验阳性等。患者可以出现视力减弱、神经感音性聋或听力障碍等,还可发生脑膜炎,脑血管梅毒及脑膜血管梅毒等。

52. 二期梅毒还有哪些危害?

二期梅毒除了主要表现为出现皮肤病损外,还可以侵犯神经系统,少数可引起骨与关节损害、眼睛损害,个别还可引起肝肾损害。

53. 二期梅毒的诊断标准是什么?

确诊二期梅毒应根据病史、临床表现、体检以及实验室检查等进行综合分析,慎重做出诊断。

(1)病史:询问有无婚外性接触史,配偶或性伴有无梅毒史,已婚妇女有无流产、死胎、分娩先天梅毒儿史，有无梅毒皮疹史及治疗情况；部分患者可有一期梅毒史。病期在2年以内。

（2）临床表现：①皮疹为多形态，包括斑疹、丘疹、鳞屑性皮疹、脓疱疹等，常泛发对称，掌跖易见暗红斑及脱屑性斑丘疹。外阴及肛周皮疹多为湿丘疹及扁平湿疣等，不痛不痒，头部可出现虫蚀样脱发。二期复发梅毒皮损局限，数目较少，尚可见环形皮疹。②口腔可发生黏膜斑。③全身可出现轻微不适及浅表淋巴结肿大。

（3）实验室检查：①暗视野显微镜检查，二期皮疹，尤其是扁平湿疣、湿丘疹及黏膜斑的渗出液内可查见梅毒螺旋体；②梅毒血清学试验［荧光螺旋体抗体吸收试验（FTA-ABS）、梅毒螺旋体血凝试验（TPHA）以及快速血浆反应素（RPR）试验］，100%为阳性，其中快速血浆反应素（RPR）试验的滴度在1：16以上。如果怀疑为二期梅毒疹，但快速血浆反应素（RPR）试验阴性，则可以除外梅毒。

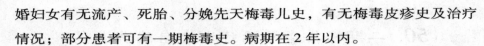

54. 什么是三期梅毒？

三期梅毒又称晚期梅毒，发生于感染2~4年后。多为皮肤黏膜及骨骼的损害，10~20年后可侵犯心血管和神经系统等重要脏器，三期梅毒的特点是传染性小，但对组织的破坏性很大，严重时可危及生命。如果不治疗，三期梅毒病程缓慢，可达10~30年之久。

55. 三期梅毒的发生与哪些因素有关？

三期梅毒的发生与机体免疫功能、精神状态、营养及外伤有关，但主要还是与早期梅毒治疗不彻底或未治疗有关。

56. 梅毒未经治疗一定会发生三期梅毒吗？

不一定，是否发生三期梅毒因人而异。早期梅毒（包括一期梅毒和二期梅毒）未经过任何治疗，只有 30%～40% 的患者会发生三期梅毒。

57. 二期梅毒症状越轻就越不容易发生三期梅毒吗？

正相反。由于感染梅毒后机体可以产生保护性免疫力，临床上常常可以观察到二期梅毒损害广泛而严重者，一般不产生晚期活动性梅毒，而症状轻微者以及有梅毒螺旋体慢性病灶者才发生三期梅毒。

58. 什么是良性梅毒？

良性梅毒指三期梅毒侵犯非致命的组织与器官，如皮肤、软组织、骨骼、软骨或睾丸等。

59. 什么是致死性梅毒？

致死性梅毒指三期梅毒侵犯致命的组织与器官，如心血管、大脑、神经等容易致残或死亡。

60. 三期皮肤黏膜梅毒疹有什么特点？

三期梅毒的皮肤黏膜损害有以下特点：①有树胶肿（梅毒性肉芽组织）性浸润所致的硬结；②损害数目少，面积大，常限于一处，分布不对称；③炎症现象轻微，不红、不痛；④损害可以形成溃疡，有中心愈合向四周蔓延的倾向，可呈环形、多环形、马蹄形或肾形；⑤损害破坏性大，愈后有萎缩性瘢痕，边缘有色素沉着；⑥损害内梅毒螺旋体极少，不易查到；⑦抗梅毒治疗可使其迅速愈合。

61. 三期梅毒主要有哪三种皮肤黏膜损害？

主要有结节性梅毒疹、树胶肿及近关节结节这三种皮肤黏膜损害。

62. 结节性梅毒疹有什么表现？

结节性梅毒疹多发生在感染后 3～4 年内。临床表现为数十个黄豆大小的皮下结节，呈古铜色，常见于前额、背部及四肢等处。有的可自然消退，留下浅瘢痕，边缘又可发生新的小结节。自觉症状轻，病程可达数年。

63. 树胶肿有什么表现？

树胶肿开始时表现为皮下小硬结，逐渐增大，与皮肤粘连，呈暗红色浸润性斑块。几周后可达 4～5 厘米或更大些。中心逐渐软化，成为溃疡，排出脓液，并逐渐变深及扩大，常常一边愈合，一边继续发展，形成肾形或马蹄形的溃疡。其瘢痕常为萎缩性的，薄而软。树胶肿常发生在外伤或化学刺激之后，常见于四肢伸侧，尤其小腿上外侧。数目不多，经半年或更长时间可以自愈。

64. 三期梅毒近关节结节有什么表现？

近关节结节是发生在髋、肘、膝及坐骨关节等大关节附近的皮下结节。对称发生，质地坚硬，其上皮肤无炎症，可逐渐增大至直径 1~2 厘米。压迫时稍有痛感，无其他自觉症状。发展缓慢，但不破溃。经抗梅毒治疗后可逐渐消退。

65. 三期梅毒为什么会出现鞍鼻？

鞍鼻是指鼻骨被破坏、消失后鼻梁塌陷，形似马鞍。三期梅毒时腭骨及鼻中隔黏膜树胶肿可以侵犯骨质，排出死骨，发生腭骨垂直板破坏、鼻中隔穿孔，导致鞍鼻。这不仅造成功能受损，还会影响容貌。另外，也可引起呼吸困难及发音障碍。

66. 晚期心血管梅毒有什么表现？

心血管系统梅毒属于晚期梅毒，绝大多数发生于后天性梅毒患者，男性患者为女性患者的 4~5 倍。未经治疗的梅毒患者中约 10% 可发生心血管梅毒。一般发生于感染后 10~30 年，严重影响患者的健康及劳动力。是梅毒引起死亡的第一原因。其主要表现有以下 5 种：①梅毒性单纯性主动脉炎；②梅毒性主动脉瓣关闭不全；③梅毒性冠脉口狭窄；④梅毒性主动脉瘤；⑤心肌树胶肿。

67. 神经梅毒分哪几类？

二期梅毒可以侵犯神经系统，但症状常不明显，二期神经梅毒中有 30% 以上是无症状的，而晚期神经梅毒只有 15% 是无症状的。晚期

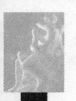

神经梅毒分为3类：①无症状神经梅毒，此类患者无任何临床表现，查体也无异常发现，但脑脊液有异常变化（脑脊液梅毒试验阳性），此变化是由梅毒螺旋体感染所致；②脑膜血管瘤；③脑实质梅毒。

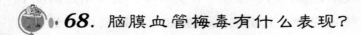

68. 脑膜血管梅毒有什么表现？

脑膜血管梅毒属于症状性的神经梅毒，根据其病变部位及临床表现可以分为以下2种：①灶性脑膜梅毒，非常罕见，脑膜有树胶肿形成，逐渐增大，侵及脑实质。其症状如同其他逐渐增大的脑部肿瘤。②脑血管梅毒，类似动脉硬化血栓形成的疾病表现，常出现偏瘫、失语，但多数不伴有意识障碍，临床上应与动脉硬化引起的脑血栓鉴别。

69. 梅毒会引起麻痹性痴呆吗？

麻痹性痴呆是脑实质梅毒的一种表现，是一种器质性精神病，发生于感染后10~15年。可有多种神经精神症状。精神症状包括：性格变化、智力减退、注意力不集中、记忆力减退、情绪变化无常，发生各种妄想、夸大狂等，有的可有抑郁症状。神经症状包括：震颤，特别是唇、舌及手；阿-罗瞳孔［（Argyll-Robertson pupil）（对光反应消失，调节反应存在）］；口吃及发音不清以及癫痫发作，四肢瘫痪及大小便失禁。梅毒引起的麻痹性痴呆应与老年性痴呆及其他精神病鉴别。前者梅毒血清试验常阳性，大部分患者脑脊液梅毒试验也呈阳性。

70. 梅毒引起的脊髓痨有什么表现？

脊髓痨也是脑实质梅毒的一种表现，发生于感染后10~20年，为脊髓后索发生变性所致。临床表现可见闪电样疼痛，皮肤敏感，下肢感觉异常，共济失调，触觉、痛觉、温度觉障碍，深感觉减退或消失，阿-罗瞳孔，排尿困难及性欲减退等。应与脊髓空洞症鉴别。前者血清及脑脊液梅毒反应多呈阳性。

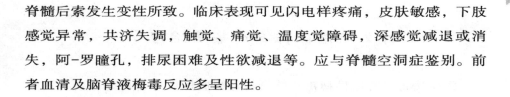

71. 梅毒可致双目失明吗？

三期梅毒侵犯眼睛发生炎症，病情严重时可以致盲。此外，当脑实质梅毒出现视神经萎缩时也可致盲。此时可以不伴其他神经梅毒表现，但常伴发脊髓痨。开始常为一侧失明，随后另一侧失明。血清及脑脊液梅毒反应部分可呈阳性。

72. 三期梅毒的诊断标准是什么？

确诊三期梅毒（晚期梅毒）的依据有以下方面。

（1）病史：有感染史，可有一期或二期梅毒史。病期在 2 年以上。

（2）临床表现：结节性皮疹及近关节结节，皮肤、黏膜、骨骼树胶样肿等。消化系统受累以肝梅毒多见。心血管系统受累以单纯性主动脉炎、主动脉瓣关闭不全和主动脉瘤多见。神经系统受累以梅毒性脑膜炎、脊髓痨和麻痹性痴呆多见。

（3）实验室检查：①梅毒血清学试验，非螺旋体抗原试验大多为阳性，亦可阴性；螺旋体抗原试验为阳性；②组织病理检查；③脑脊液检查，神经梅毒时，白细胞计数大于 2 个/立方毫米和蛋白量大于50 毫克/分升，性病研究实验室（VDRL）试验阳性。

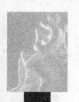

73. 什么是潜伏梅毒？需要治疗吗？

潜伏梅毒又称隐性梅毒。感染梅毒螺旋体后患者可以出现各种症状，此时为显性梅毒，如果未经治疗、治疗方法不当或治疗剂量不足、治疗不彻底，尽管梅毒症状已经消失，但梅毒血清反应仍呈阳性；或者感染后患者从未出现任何症状，只是在采血实验室检查时发现梅毒血清反应阳性，这类患者则是潜伏梅毒患者。梅毒患者中多数属于此类。这些患者虽然无症状，外表健康，但体内仍有梅毒螺旋体存在，当抵抗力降低时，随时可产生症状，而且也有一定传染性，尤其是早期潜伏梅毒。因此，潜伏梅毒一旦发现，必须立即治疗，尽早杀灭隐藏在体内的梅毒螺旋体，从而消除隐患。

74. 早期潜伏梅毒与晚期潜伏梅毒有什么不同？

感染在2年以内的称为早期潜伏梅毒，这类患者随时有发生二期复发损害的可能，所以应视为有传染性。病期在2年以上者，称为晚期潜伏梅毒，这类患者出现复发者少见，一般认为没有传染性，但女性患者如怀孕，仍可经过胎盘传染给胎儿，发生胎传梅毒。潜伏梅毒不治疗，部分患者最终可发生晚期梅毒及严重的损害。

75. 潜伏梅毒不治疗会有哪些结局？

未经治疗的潜伏梅毒会有以下结局：①经过一定时间出现临床症状。早期潜伏梅毒常发生复发二期梅毒损害，具有传染性。晚期潜伏梅毒则发生第三期梅毒症状，尤易发生心血管及中枢神经系统症状。②产生先天梅毒儿，尤其是早期潜伏梅毒。因此应在怀孕前、怀孕期间定期检查梅毒血清反应，发现阳性应避免怀孕、立即治疗或终止妊娠。③血清反应长期保持阳性而不出现症状，终生保持潜伏状态。④经过数十年后，血清反应自然转阴，也无症状，达到自然痊愈。后两种结局虽不严重，但并不多见。因此，潜伏梅毒应积极治疗。

76. 潜伏梅毒的诊断标准是什么？

诊断潜伏梅毒的依据有以下几点：①有传染史；②有过一期或二期梅毒疹，但目前已完全消退；③能除外心血管和神经梅毒；④两次以上的梅毒血清反应呈阳性，尤其是特异性梅毒螺旋体抗体反应呈阳性并除外假阳性。其中第四点是最为重要的依据。

77. 先天（胎传）梅毒与后天梅毒有什么不同？

胎传梅毒是胎儿在母体内通过血源途径感染所致。由于其传染方式与后天梅毒不同，胎儿的体质与成人不同，所以它的症状与后天梅毒也完全不同。胎传梅毒不发生硬下疳，其临床表现与后天二期梅毒相似，但更为严重，常伴有较严重的内脏损害，侵犯肺、肝、脾及神经系统，对患儿的健康影响很大，死亡率高。

78. 早期先天梅毒有什么表现？

患儿年龄在 2 岁以下，属于早期先天梅毒，有传染性。患儿一般到出生后 3 周才发生临床症状，婴儿消瘦、形似小老头，梅毒性鼻炎为最常见的早期症状。因流涕、鼻塞以致呼吸与吮乳困难，鼻炎对症治疗无效，鼻分泌物既可呈脓性，也可呈血性，可有很多梅毒螺旋体，抗梅毒治疗后很快好转，12 小时后不再有传染性，喉炎造成声音嘶哑，口腔内有黏膜斑。可出现贫血、肺炎、淋巴结肿大、肝、脾和睾丸肿大，皮肤症状可以在出生时出现，也可在出生后数周至数月时发生，有其特异性。可见甲周炎与甲床炎，指甲失去光泽，脆弱易脱，毛发弥漫或成片脱落。骨骼可见骨骼炎与骨膜炎，表现为四肢疼痛、肿胀，不能活动。神经系统症状表现为抽搐、智力障碍、视力受损、偏瘫等。

79. 胎传梅毒疹有什么特殊表现？

胎传梅毒的皮肤黏膜症状类似后天梅毒的二期发疹，但有其特殊的表现。其一为水疱、大疱性皮损，称为梅毒性天疱疮，常为病重的表现。主要发生在手掌、脚掌部，为 2~3 厘米大小的水疱，疱液透明或脓性，内含很多梅毒螺旋体，疱破后结痂脱屑。其二为红斑丘疹及丘疹鳞屑性损害，在潮湿部位这些损害可以糜烂，与后天梅毒中的扁平湿疣相似。鼻孔及肛门周围可发生糜烂性损害，愈合后遗留特征性的放射状瘢痕。

80. 晚期先天梅毒有什么表现？

发病时患儿年龄超过 2 岁的属于晚期先天梅毒。晚期先天梅毒最常发生于 7~15 岁时，30 岁以后发生者少见。由于儿童时期因其他感染而常应用抗生素，因此典型的晚期梅毒临床表现少见。临床表现可分为 2 组：①永久性标志，为早期病变所遗留，已无活动性，但有特征性；②活动性损害所致病损。

81. 晚期胎传梅毒的永久性标志有哪些？

晚期胎传梅毒的永久性标志包括前额圆凸、佩刀胫（胫骨中部增厚，向前隆起）、"哈钦森牙（Hutchinson teeth）"（上颌门牙发育不良，呈"螺丝刀"样）、桑葚状磨牙（mulberry molars）、马鞍鼻、口周放射状皲裂瘢等。

82. 晚期胎传梅毒的活动性临床表现有哪些？

有实质性角膜炎，一般发生在 4~20 岁时，女性多于男性。急性发作时角膜充血、角膜混浊、视力减退。有神经感音性聋，神经系统有异常表现，肝脾肿大，鼻和腭部树胶肿，关节积水，骨膜炎以及皮肤黏膜损害等。

83. 什么是先天性潜伏梅毒？

先天梅毒未经治疗，无临床症状，梅毒血清反应阳性。年龄小于 2 岁者为早期先天潜伏，大于 2 岁者为晚期先天潜伏。

84. 先天梅毒的诊断标准是什么？

主要根据临床症状，梅毒血清反应多为阳性，父母有梅毒史，母亲有 4 个月以上的流产史，以及父母的梅毒血清反应结果为阳性等。如果本人无梅毒症状，但多次梅毒血清反应阳性，没有不洁性接触史和性病史，父母曾患有梅毒，则可诊断为先天潜伏梅毒。

85. 先天梅毒有传染性吗？还能再胎传吗？

先天梅毒是胎儿在梅毒孕妇体内被传染的，早期症状重，相当于后天二期梅毒，梅毒血清反应阳性，其皮肤黏膜疹内含梅毒螺旋体，具有传染性。但梅毒的传播绝大多数是通过性交，因此先天梅毒不会对梅毒的传播流行造成什么影响。当梅毒儿长到性成熟期时，已经相当于很晚期的后天梅毒了，尽管梅毒血清反应可能是阳性，但已经不能通过性接触传染了。同样，先天梅毒患者到了生育年龄时，也没有什么传染性了。所以不可能再通过胎盘传给下一代胎儿。

😟 86. 什么是妊娠梅毒？

孕期发生或发现的活动性梅毒或潜伏梅毒称为妊娠梅毒。

87. 梅毒孕妇一定会生出先天性梅毒婴儿吗？

如果孕妇患有梅毒，梅毒螺旋体则可由血液通过胎盘进入胎儿体内，引起胎儿在子宫内感染。妊娠 4 个月时胎盘已经形成，胎儿容易被感染，在此之前则不易被感染。另一方面，胎盘被螺旋体侵入后会发生炎症，导致胎盘组织坏死，胎儿不能获得营养。一般来说，孕妇感染梅毒时间越短，传染给胎儿的机会越大，症状也越严重。如果孕妇已经感染梅毒 3 年以上，虽然未经治疗或未治愈，仍有可能分娩出正常儿。如果梅毒孕妇在孕前或孕期接受正规的抗梅毒治疗，则完全可以防止生出先天性梅毒婴儿。

88. 梅毒孕妇的妊娠结果有哪些？

如果梅毒孕妇不经抗梅毒治疗，其妊娠结果会有以下 4 种：①流产，发生在妊娠 5~7 个月，胎儿器官有梅毒病变；②早产，生下有梅毒病变的死婴或活婴；或者虽生下的活婴当时没有梅毒的症状，但不久会出现症状；③正常分娩，足月顺产，生下患有先天梅毒的婴儿，可以在生后 1~2 月内发生梅毒症状，或者以后发生症状；④生出健康婴儿，以后也不再出现梅毒的症状。所以说，梅毒孕妇也有可能生出完全正常的健康的婴儿，主要见于较晚期的梅毒孕妇或是先天性梅毒的孕妇。

89. 怀疑自己患有梅毒怎么办？

有染上梅毒的可能性者，如果出现了上述的各种梅毒的症状，或者是从未有过任何症状，均应该尽早去医疗条件好的正规医院皮肤性病科检查并采血进行实验室检查，查梅毒血清反应。采血时不需空腹，随时可以采血，根据医院的条件，当时或 2~3 天内可出结果，由有经验的医生判断是否患有梅毒。

90. 梅毒的实验室检查有哪些方面？

梅毒的实验室检查包括：①梅毒血清学试验，非梅毒螺旋体抗原试验，如性病研究实验室（VDRL）试验、快速血浆反应素（RPR）试验等，为筛查试验；梅毒螺旋体抗原试验，如梅毒螺旋体血凝试验（TPHA）、荧光螺旋体抗体吸收试验（FTA-ABS），为证实试验；②暗视野检查梅毒螺旋体；③组织病理检查；④脑脊液检查。

91. 常用的梅毒血清检查项目有哪几种？

常用的梅毒血清检查项目有 RPR、TPHA 和 FTA-ABS。当梅毒螺旋体侵入人体后，感染者会产生两种抗体，并可通过血清试验测出。其中一种抗体不是螺旋体本身产生，但感染梅毒后血液中会产生一种抗类脂质抗原的非特异性反应素，感染越重，这种反应素浓度越高。RPR 就是用来检测这种反应素的非螺旋体抗原的血清试验，是检测梅毒的常规试验，疑诊梅毒时必须先做此项试验。另一种抗体主要是针对梅毒螺旋体的 IgM 抗体和 IgG 抗体，是特异性的。TPHA 和 FTA-

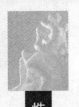
ABS 均是用来检测这种梅毒螺旋体抗原的血清试验，是检测梅毒的证实试验。

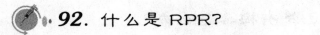

92. 什么是RPR?

RPR 是"快速血浆反应素"的英文缩写，RPR 试验是一种非螺旋体抗原血清试验。RPR 试验的原理是将标准的类脂质抗原结合在标准的活性炭粒上，这种含抗原炭粒与患者血清混合在一起后，形成肉眼可见的凝染颗粒。颗粒大小与反应素的量成正比，而且通过稀释血清的再试验可以判定反应素的浓度。本试验是在纸上进行的，十分钟即可用肉眼读出结果。此项检查的优点是：操作简便，判断结果容易，快速诊断。适用于基层推广及大规模人群的筛查试验。动态观察可用于梅毒疗效评价及疗后随访。缺点是：特异性差。敏感性方面，出现较晚，且晚期梅毒中可部分转阴，因此不适于早期梅毒诊断，对潜伏梅毒及神经梅毒也不敏感。

93. RPR 试验结果阳性有什么意义?

RPR 试验阳性的意义是：①初步诊断梅毒。一期梅毒（下疳）中约50%患者出现阳性反应（滴度≥1：2），如果下疳已持续几周，则出现阳性的可能性很大。二期梅毒发疹期，几乎100%呈强阳性（滴度≥1：32）。即使不治疗，经过多年之后也可呈阴性。晚期梅毒中约75%呈阳性（滴度1：4~1：8）。潜伏梅毒中大多数呈阳性，滴度高低不一。早期潜伏梅毒滴度较高，晚期潜伏梅毒滴度较低，以此可鉴别早期和晚期潜伏梅毒。②脑脊液检测 RPR 有助于神经梅毒的诊断。③可用作疗效观察。RPR 的滴度一般在二期梅毒时达高峰（1：32以上），以后逐渐下降，如果不治疗，大约有一半患者终生维持低水平滴度（1：2~1：8）。如果在早期梅毒时立即治疗，就可以完全抑制抗体的形成，也就是说 RPR 可以始终阴性；如果在一期梅毒后期以及二期梅毒时治疗，则已经阳性的 RPR 滴度可以快速下降，2~3 个月后约有 50% 可阴转，5~6 个月后约有 85% 可阴转。如果在晚期梅毒时才开始治疗，则 RPR 滴度下降不明显。潜伏梅毒经过治疗后 RPR 的滴度下降较慢。

94. 什么叫"前带现象"？

在 RPR、不加热血清反应素（USR）试验中，有时出现弱阳性或不典型，或阴性结果，而在临床上又疑似梅毒，此时，如果将血清稀释后再做血清试验，则出现阳性。这种现象称为"前带现象"。可出现在一、二期梅毒时期。

95. 什么叫"血清固定"？

梅毒经过正规治疗后（早期梅毒在治疗结束 6 个月以后，晚期梅毒在治疗结束 1 年半以后），虽然 RPR 滴度降低，但始终不阴转，常固定在 1：1~1：4 之间，这种情况称为血清固定性反应。首先应除外是否治疗不彻底，同时应详细检查有无内脏或神经梅毒，可做脑脊液 RPR 检查。另外要考虑是否复发或再感染。应继续给予足量、足程的抗梅毒治疗。否则，无需再治疗，可定期进行随访观察，如在观察期间滴度有上升情况时，应考虑继续给予抗梅毒治疗。

96. 什么是 TPHA？

TPHA 是梅毒螺旋体血凝试验的英文缩写，是检测特异性的梅毒螺旋体抗原的试验。用于证实梅毒诊断。它是由梅毒螺旋体提取的特异性抗原成分与醛化的动物血细胞结合后冻干的试剂来检测梅毒螺旋体抗体。本试验简单（肉眼可直接看结果）、快速（1 小时可出结果）、特异性好、重复性也好。TPHA 在一期梅毒的 1~2 周后才可能出现阳性，一旦阳性，即使经过抗梅毒治疗，绝大多数都不会转阴，这有助于诊断潜伏梅毒和证实有梅毒感染史，但不利于检测疗效，不能评估病情进展。

97. 什么是 FTA-ABS？

FTA-ABS 是荧光螺旋体抗体吸收试验的英文缩写。用 Nichol 株梅毒螺旋体作抗原，在患者血清中加吸收剂以去除非特异性抗体，用间接免疫荧光技术检测血清中的抗梅毒螺旋体 IgG 抗体。阳性率：一期梅毒约 90%，二期梅毒 100%，晚期梅毒 98% ~ 100%，隐性梅毒 98%。是诊断梅毒的金标准，特异性及敏感性均高，在感染早期（出现硬下疳 2 周左右）可出现阳性。主要用于早期诊断以及证实试验，但缺点是操作难度大，花费大。另外，不能用于监测疗效，即使经过正规治疗，梅毒治愈后，仍有 90%以上 FTA-ABS 终生阳性。

98. 什么是 IgM-FTA-ABS？

IgM-FTA-ABS 的全称为免疫球蛋白 M 荧光螺旋体抗体吸收试验，它是 FTA-ABS 试验的一个改良方法，用以检测抗梅毒螺旋体抗体 IgM。其特点是可用于一期梅毒的早期诊断和新生儿先天梅毒的诊断；还可用于检测疗效、随访患者，判断有无再感染。

99. 梅毒血清反应阳性就能确定是梅毒吗？

不一定。因为 RPR 阳性也可发生在少数非梅毒患者，此时称为"假阳性反应"。除了技术性错误外，可以由于其他疾病或生理状况发生变化而引起。但滴度一般不超过 1：8。如果 TPHA 和 FTA-ABS 阳性，一般来说就能确定是梅毒。

100. 哪些疾病可以引起梅毒血清反应假阳性？

感染性疾病如风疹、水痘、传染性肝炎、病毒性肺炎、上呼吸道感染、急性细菌性心内膜炎、活动性肺结核、血吸虫病、丝虫病、疟疾等以及一些发热性疾病可引起 RPR 阳性，但 RPR 的滴度很少超过 1：8，而且在疾病消退后数周内可转阴，很少超过 6 个月者。另外，用 TPHA 或 FTA-ABS 检测方法结果常为阴性。因此，在缺乏明确的梅毒临床证据时，单靠 RPR 阳性来确诊是不当的。某些结缔组织病及伴有自身抗体的疾病如系统性红斑狼疮、类风湿关节炎等也可出现 RPR 阳性，并可持续较长时间，但滴度较低，FTA-ABS、TPHA 试验亦可呈弱阳性。还有少数孕妇、老年人及吸毒者也可出现 RPR 阳性。

101. 梅毒血清反应阴性就能除外梅毒吗？

要看具体情况，感染梅毒后几周才开始出现一期梅毒硬下疳损害，硬下疳出现 2 周左右 TPHA 及 FTA-ABS 才开始出现阳性，而 RPR 出现阳性的时间还要迟一些。因此，在梅毒感染的早期，梅毒血清反应阴性也不能除外梅毒。但是，如果在定期检查几周甚至几个月后梅毒血清反应仍阴性，就能除外梅毒。

102. 梅毒的治疗原则是什么？

青霉素是治疗梅毒的首选药物，疗效确切，目前尚未发现有耐药病例发生，也就是说，用青霉素治疗梅毒几乎 100% 有效。对青霉素过敏者，可用头孢曲松钠、四环素类或红霉素类药物，但孕妇及小儿禁用四环素类药物。尽可能用青霉素治疗，因为既有效又便宜。梅毒诊断明确后，治疗越早效果越好，剂量必须足够，疗程必须规则，治疗后要追踪观察。应对传染源及性伴侣或性接触者同时进行检查和治疗。

 103. 如何正确判断青霉素皮试阳性？

判断青霉素过敏应慎重，青霉素皮试时最好用生理盐水做对照，这样可以除外皮肤划痕阳性而导致的青霉素皮试过敏假阳性，从而正确判断。

 104. 早期梅毒的治疗方案是什么？

早期梅毒（包括一期、二期梅毒及早期潜伏梅毒）的治疗包括以下方面。

（1）青霉素疗法：①苄星青霉素 G（长效西林）240 万单位，分两侧臀部肌内注射，每周 1 次，共 2~3 次。②普鲁卡因青霉素 G 80 万单位/日，肌内注射，连续 10~15 天，总量 800 万~1 200万单位。

（2）对青霉素过敏或青霉素治疗无效者：罗氏芬（注射用头孢曲松钠）1 克，静脉滴注，每日 1 次，连续 7~10 天。

（3）对青霉素过敏者：①红霉素 500 毫克，1 天 4 次，连服 15~30 天。②多西环素 100 毫克，2 次/日，连服 15 天。但这两种口服药物治疗疗效常不满意。

105. 晚期梅毒的治疗方案是什么？

晚期梅毒（包括三期皮肤、黏膜、骨骼梅毒以及晚期潜伏梅毒）及二期复发梅毒的治疗有以下方面。

（1）青霉素：①苄星青霉素 G 240 万单位，1 次/周，肌内注射，共 3 次；②普鲁卡因青霉素 G 80 万单位/日，肌内注射，连续 20 天。

（2）对青霉素过敏者：①盐酸四环素 500 毫克，4 次/日，口服，连服 30 天；②多西环素 100 毫克，2 次/日，连服 30 天。

106. 心血管梅毒的治疗方案是什么？

心血管梅毒应住院治疗，如有心力衰竭，首先治疗心力衰竭，待心功能代偿后，从小剂量开始注射青霉素，如水剂青霉素 G，首日 10 万单位，1 次/日，肌内注射；第二日 10 万单位，2 次/日，肌内注射；第三日 20 万单位，2 次/日，肌内注射；自第 4 日起按如下方案治疗［为避免吉-赫反应（Iarisch-Herxheimer reaction），可在青霉素注射前一天口服泼尼松 20 毫克/次，1 次/日，连续 3 天］。

（1）普鲁卡因青霉素 G 80 万单位/日，肌内注射，连续 15 天为一疗程，共两疗程，疗程间休药 2 周。

（2）四环素 500 毫克，4 次/日，连服 30 天。

107. 神经梅毒的治疗方案是什么？

神经梅毒应住院治疗，为避免治疗中产生吉-赫反应（见 111 问），在注射青霉素前一天口服泼尼松，每次 20 毫克，1 次/日，连续 3 天。

（1）水剂青霉素 G，每天 1800 万单位，静脉滴注（每 4 小时 300

万单位），连续 10~14 天。

（2）普鲁卡因青霉素 G，每天 120 万单位，肌内注射，同时口服丙磺舒每次 0.5 克，4 次/日，共 10~14 天。上述疗程完成后再加用苄星青霉素 G，240 万单位，1 次/周，肌内注射，连续 3 周。

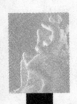

108. 妊娠梅毒的治疗方案是什么？

妊娠梅毒的治疗方案如下。

（1）普鲁卡因青霉素 80 万单位/日，肌内注射，连续 10 天。妊娠初 3 个月内注射一疗程，妊娠末 3 个月再注射一疗程。

（2）对青霉素过敏者，用红霉素治疗，每次 500 毫克，4 次/日，早期梅毒连服 15 天，二期复发及晚期梅毒连服 30 天。妊娠初 3 个月与妊娠末 3 个月各进行一个疗程（禁用四环素）。但其所生婴儿应用青霉素补治。

109. 先天梅毒的治疗方案是什么？

先天梅毒（胎传梅毒）的治疗方案如下。

（1）早期先天梅毒（2 岁以内）脑脊液异常者：①水剂青霉素 G，5 万单位/公斤体重，每日分 2 次静脉滴注，共 10~14 天；②普鲁卡因青霉素 G，每日 5 万单位/公斤体重，肌内注射连续 10~14 天。

脑脊液正常者：苄星青霉素 G，5 万单位/公斤体重，一次注射（分两侧臀肌）。如无条件检查脑脊液者，可按脑脊液异常者治疗。

（2）晚期先天梅毒（2 岁以上）：普鲁卡因青霉素 G，每日 5 万单位/公斤体重，肌内注射，连续 10 天为一疗程（不超过成人剂量）。

先天梅毒对青霉素过敏者可用红霉素治疗，每日 7.5~12.5 毫克/公斤体重，分 4 次服，连服 30 天。8 岁以下儿童禁用四环素。

110. 梅毒治疗过程中会出现什么严重不良反应？

可出现吉-赫反应（见 111 问），发生在注射青霉素第一针后数小时到 24 小时，表现为梅毒症状加重，可伴体温升高，经 12~24 小时可逐渐消退。其发生机制可能是由于肌体内大量的螺旋体被杀死，释放出内毒素引起的暂时性反应。

111. 梅毒治疗过程中应注意哪些问题？

（1）要如实地将患病的经过告诉皮肤科医生，才能及时诊治，切忌自己乱编造病史。

（2）治疗期内应禁止性生活，避免传染对方。一旦确诊，与其有性接触者也应同时检查。

（3）遵医生指导用药，切忌乱投医、乱用药：注射青霉素前需做皮肤试验，了解有无过敏反应。因注射之后，会杀灭大量梅毒螺旋体，患者吸收大量异性蛋白及内毒素，一部分早期梅毒患者，在 24 小时内出现高热、头痛，甚至黄疸等全身反应，此称为吉-赫反应。晚期梅毒此反应少，一旦发生，后果严重。所以决不要自行注射青霉素。

（4）坚持正规治疗：因梅毒病程进展缓慢，无明显自觉症状，常误认为痊愈而中断治疗。然而，此时是疾病处于潜伏，不但会很快复发，还可能继续传染他人。

（5）定期就诊检查：通常经治疗后，症状很快消失，治疗后 6 个月滴度至少应降低 1/4。病期长者下降会慢一些。否则建议查 HIV 和脑脊液。如果结果无异常，建议给予苄星青霉素 240 万单位，每周一次，连续 3 周。直到血清反应转阴性才称治愈（晚期梅毒较难转为阴性）。应继续观察 3 年。第 1 年，每 3 个月检查一次；第 2 年，每半年检查一次；第 3 年，最后检查一次。必要时每年检查一次。

 ## 112. 梅毒治愈后还会复发吗？

早期梅毒经过正规治疗后症状消失，RPR 阴转即为治愈，可以说达到根治，不会复发，但如果因为青霉素过敏而用其他方法治疗，就算症状消失，RPR 滴度下降，也有可能复发。另外，如果再次与梅毒患者接触，也会导致再次感染，表现为出现梅毒的症状或 RPR 转为阳性或滴度升高。梅毒患者虽然体内会产生抗体，但这种抗体不具有保护作用，因此可以再次被感染而发病。晚期梅毒的损害多数不能治愈，少数只能稳定病情，多数症状严重者也难以改善。梅毒是否治愈、复发或再感染，需要由有经验的专业医生来判断。

113. 梅毒患者的性伴需要治疗吗？

由于梅毒通过性接触的传染性极强，而且很多梅毒患者没有明显症状，因此凡是梅毒患者的性伴都应到医院检查，采血进行实验室检查，即使没有症状，甚至检查结果阴性，也需要同时治疗。

114. 梅毒患者生活中应注意什么？

（1）治疗期间，其配偶也需要进行检查，最好同时接受治疗。治愈后要求定期复查。

（2）注意生活细节，防止传染他人。早期梅毒患者有较强的传染性，晚期梅毒虽然传染性逐渐减小，但也要小心进行防护。患者的内裤、毛巾及时单独清洗、煮沸消毒，不与他人同盆洗浴。

（3）早期梅毒患者要求禁止房事，患病两年以上者也应该尽量避免性生活，发生性接触时必须使用避孕套。如果患者未婚，那么待梅毒治愈后方允许结婚。

（4）二期梅毒发生时会出现全身反应，此时需要多加休息。患病期间注意营养，增强免疫力。

（5）患病期间不宜怀孕。如果患者发生妊娠，治疗要尽早开始。是否保留胎儿，应根据孕妇的意愿执行。

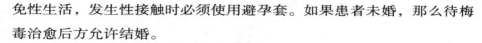

115. 如何预防梅毒？

（1）由于人类对梅毒无免疫力，无预防性疫苗，因此，最好的预防就是注意性卫生，洁身自好，遵守道德规范，严禁淫乱，避免不洁性行为。

（2）在早期梅毒治愈前禁止性生活，女性梅毒患者在彻底治愈前应避免妊娠。

（3）梅毒患者的性伴侣应到医院检查、化验，最好按早期梅毒同时进行治疗。

（4）出现梅毒可疑症状者，应去正规医院的性病专科就诊，早期诊治，一旦明确诊断，需充分配合医生，彻底治疗。

（5）早期梅毒治疗后，应定期随访 2~3 年。

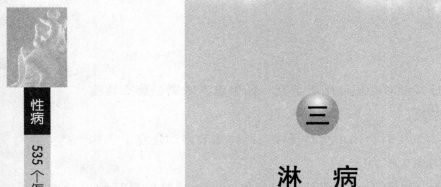

三

淋 病

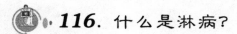

116. 什么是淋病？

淋病是淋菌性尿道炎的简称，是由淋球菌引起的泌尿生殖系统化脓感染性疾病。淋球菌首先入侵前尿道或宫颈黏膜，在上皮细胞内大量繁殖，导致细胞损伤崩解，产生炎症，出现尿道或宫颈口脓性分泌物。不及时治疗淋球菌可进入后尿道或由宫颈向上蔓延，可引起前列腺炎、精囊炎、附睾炎或子宫内膜炎、输卵管炎，严重者可经血行播散引起淋球菌性败血症。淋病主要是通过性接触传染，非性接触感染淋病很少见。幼女可以通过与污染了淋球菌的物品间接接触感染，引起急性外阴阴道炎。新生儿还可以通过淋病母亲的产道被传染，引起淋病性结膜炎。

117. 淋病是怎么流行的？

人体是淋球菌的唯一天然宿主，对其他动物并不致病，传染途径主要是性接触，传播速度快，感染后 3～5 天即可发病，以青壮年性活跃人群发病为多。人类对淋球菌感染没有先天免疫性，所有人都表现出基本相同的易感性，淋病治疗恢复后仍可以再感染淋病。获得性免疫力很低者还可出现慢性感染。部分妇女患淋病后可无症状或仅有轻微症状，无症状性淋病带菌者在淋病流行病学上有重要意义。

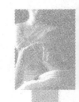

 118. 淋病是通过什么途径传染的？

淋病主要是通过性交传染，成人淋病几乎都是由性接触引起；非性交传染淋病很少见，主要是接触患者使用过的未经消毒的含淋病患者分泌物的衣服、被褥、便盆等。幼女由于其尿道和生殖道短，往往可以通过与患淋病母体的间接接触传染，引起急性外阴肛周炎。新生儿还可以通过患淋病母亲的产道被传染，引起淋病性结膜炎，不及时治疗可以引起失明。

119. 引起淋病的病原体是什么？

淋病的病原体是淋球菌，其正式学名是奈瑟淋球菌，属革兰阴性菌。淋球菌呈肾形或蚕豆形，常成对排列，故又名淋病双球菌，二菌接触面扁平或略凹，大小为 0.6~0.8 微米，革兰染色阴性，呈粉红色，美蓝染色呈蓝色。急性炎症期患者，细菌多在其分泌物的白细胞胞质中，慢性炎症期患者，细菌多在白细胞外。

120. 淋球菌的存活力如何？

淋球菌适宜在潮湿，温度为 35~36℃，含 5% 二氧化碳的条件下生长。其生长最适宜的酸碱度（pH）为 7.2。淋球菌较为娇嫩，对外界理化因素抵抗力均差，在完全干燥的环境中只能存活 1~2 小时，在室温下存活 1~2 天，在 39℃ 时存活 13 小时，42℃ 时存活几分钟，50℃ 时存活 5 分钟。对紫外线也敏感，强烈的日光照射会很快达到消毒目的。

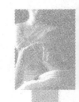

121. 常用消毒剂是否能杀灭淋球菌？

淋球菌对常用消毒剂的抵抗力很弱，在 75% 乙醇中 30 秒之内死亡，在 0.2% 过氧乙酸中 1 分半钟死亡，在 3% 甲酚中 1 分钟死亡，在 2% 戊二醛内 2 分钟死亡。在 0.25% 硝酸银中 30 秒之内死亡，说明用普通消毒剂即能非常有效地杀灭淋球菌。

 122. 淋球菌是怎样引起淋病的？

急性期淋球菌经尿道口进入尿道，侵入前尿道黏膜上皮细胞，并在细胞内繁殖，造成急性炎症。有大量白细胞聚集在炎症部位，细菌被白细胞吞噬，细菌死亡放出内毒素，以致尿道黏膜层发生坏死、产生大量脓性分泌物，由尿道口排出，后期则病变向后尿道扩散导致尿道球腺炎、前列腺炎，并可经射精管逆行发生精囊炎、附睾炎。女性除可引起尿道炎外，细菌经阴道引起宫颈炎症，出现白带增多、白带发黄的症状。

123. 淋病通常有哪几类？

以往习惯把淋病分为急性和慢性淋病，比较笼统，不利于临床诊疗，随着人们对淋病的进一步认识，根据其临床特点，目前通常分为单纯性淋病（无合并症淋病）、有合并症淋病、泌尿生殖器外淋病和播散性淋病，以便医生做出更正确的诊断和治疗。

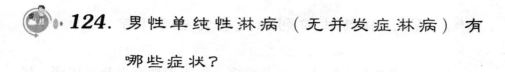

124. 男性单纯性淋病（无并发症淋病）有哪些症状？

主要表现为急性尿道炎，患者一般在感染后 3~5 天发病，长者可达 10 天，视其身体情况而定，如抗生素的广泛使用、身体虚弱抵抗力下降、性生活过度等。最初期的症状为尿道口红肿、发痒、有稀薄或脓性分泌物，24 小时后症状加剧，出现尿痛、烧灼感，排出黏稠的深黄色脓液。夜间症状明显时，患者可发生阴茎的"痛性勃起"。也可有尿频、尿急。个别患者还会出现全身症状，如发热（体温 38℃左右）、全身倦怠无力、不适、食欲不振、甚至出现恶心、呕吐。

125. 男性单纯性淋病（无并发症淋病）可发现哪些异常？

检查身体可见尿道口红肿充血，有时有小的、浅表性脓肿、糜烂或小溃疡，严重时尿道黏膜外翻。两侧腹股沟淋巴结亦可受累，引起红肿疼痛，但随着尿道炎症的减轻而减少，炎症消失后 2~3 天，淋巴结的炎症也随之消失。

126. 男性单纯性淋病（无并发症淋病）可引起哪些并发症？

男性单纯性淋病未及时治疗，病变可以上行蔓延引起淋菌性前列腺炎、淋菌性附睾炎、睾丸炎、尿道旁腺炎、尿道周围脓肿、蜂窝织炎、海绵体炎、淋菌性龟头炎或龟头包皮炎等并发症。

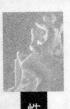 **127.** 淋菌性前列腺炎有哪些表现？

该病为感染淋病后的常见并发症，临床表现有发热、尿痛、尿频、尿急、会阴胀痛，前列腺肛检有明显压痛和肿大。前列腺分泌物中有大量脓细胞、卵磷脂减少，镜检和培养可查到淋球菌。

128. 淋菌性附睾炎、睾丸炎有哪些表现？

该并发症发病急，初起时阴囊或睾丸有牵引痛，进行性加重，且向腹股沟处扩散，有全身症状，体温可升高至 40℃，检查可见附睾、睾丸肿大、压痛，病情严重时可触及肿大的精索及腹股沟淋巴结。患者由于睾丸病变疼痛而叉腿行走。病变晚期可引起附睾结缔组织增生、纤维化和输精管闭锁，丧失生育能力。

129. 女性淋病有哪些临床表现？

女性淋病主要表现淋菌性尿道炎和淋菌性宫颈炎。

（1）尿道炎：患者一般在性交后 2~5 天发病，由于女性尿道短而直，尿道发炎后易引起膀胱炎，患者有尿频、尿急、尿痛、尿血及烧灼感。尿道口充血发红，有脓性分泌物，前庭大腺亦可红肿压痛，化验可查出淋球菌。

（2）宫颈炎：发病率较尿道炎高，患者自觉症状为白带增多、阴道口有脓性分泌物排出，外阴瘙痒，阴道内轻微疼痛和烧灼感，少数患者伴全身症状，如发热、腹痛。妇科检查可见阴道口及舟状窝充血、水肿，子宫颈口充血、糜烂，以手指从阴道壁向上压迫尿道时，还可见尿道旁腺开口处有脓性分泌物外溢。

130. 女性淋病可引起哪些并发症？

淋菌性宫颈炎如未及时治疗或不规则治疗，炎症可上行感染引起淋菌性盆腔炎，包括急性淋球菌性输卵管炎、子宫、输卵管、卵巢脓肿、腹膜炎等。

本病好发于年轻、生育年龄妇女，多数患者有白带多，且为脓性或血性，全身症状明显，如畏寒、发热、头痛、厌食、恶心、呕吐，双下腹痛，以一侧为重，腹压增加时腹痛加剧。检查可见下腹压痛和肌紧张，肠鸣音减弱，尿道、尿道旁腺、前庭大腺、宫颈等处有脓性分泌物，双侧附件亦有增厚和压痛。

本病还可发展为输卵管卵巢脓肿或盆腔脓肿，此时可在附件和子宫后凹陷处触及肿物，触痛明显，按之有波动感，如果脓肿破裂，则有腹膜炎甚至中毒性休克等症状。日后还会造成输卵管粘连、阻塞，以致不孕或宫外孕。

另外部分患者还可发生淋菌性前庭大腺炎；出现前庭大腺红肿、疼痛，腺体开口处有脓性分泌物，大阴唇下 1/2 肿胀明显，还可伴有全身症状和腹股沟淋巴结肿大。

131. 女童淋病有何特点？

女童常见的淋球菌感染是弥漫性阴道炎继发外阴炎，由于女童阴道上皮发育不全，雌激素分泌少，阴道上皮细胞缺乏糖原，阴道内缺乏乳酸杆菌，不能保持应有酸度，故当间接接触淋球菌后，容易出现淋球菌感染。临床表现为阴道、尿道、会阴部红肿，可出现糜烂和溃疡、疼痛，阴道有脓性分泌物，排尿困难。有时可累及肛周和直肠。女童淋病多为与患淋病的父母密切接触和共用浴室用具而受传染，少数因性虐待所致。

132. 淋菌性结膜炎有何表现？

新生儿淋菌性结膜炎是由于其经淋病母体产道分娩时感染所致，多为双侧性，多于生后 3 天出现症状。而成人淋菌性结膜炎多为自我感染或密切接触被分泌物污染的物品所致，多为单侧。临床表现为睑结膜充血水肿、有较大量黄白色脓性分泌物自眼睑漏出，故又称"脓漏眼"，治疗不及时角膜也会失去光泽，继而溃疡，甚至穿孔及发生全眼球炎，最后可导致失明。

133. 淋菌性咽炎有何临床表现？

主要由于口和生殖器性交所致。表现为咽部疼痛、灼热、吞咽困难。查体咽黏膜充血，扁桃体红肿，有脓性分泌物附于咽壁。咽分泌物涂片淋球菌检查阳性。

134. 淋菌性直肠炎有何临床表现？

多见于男性同性恋者肛交或异性肛交感染。肛门为消化系统而非生殖器官，黏膜壁较薄，肛门性交后，大量淋球菌侵犯该部黏膜而感染淋病。临床表现为肛门瘙痒、疼痛或坠胀感，排便时加重，有脓性分泌物排出，里急后重感。查体可见直肠黏膜肿胀、糜烂、渗血。分泌物淋球菌培养阳性。

135. 播散性淋病有何临床表现？

播散性淋球菌感染最常发生在月经期妇女，淋球菌通过血行播散至全身发生菌血症。临床表现有高热、寒战、关节疼痛、皮疹等，关节疼痛好发于膝、肘、腕等关节，局部肿胀，关节腔内积液，关节活动受限，即为淋菌性关节炎。皮疹初起为红色小丘疹、红斑，继而出现水疱或脓疱，即淋菌性脓疱病的改变，抽取脓液可查到淋球菌。该病的最大危害在于可引起致命的并发症，如淋菌性脑膜炎、心内膜炎、心包炎、心肌炎等。

136. 如何进行淋球菌的直接涂片检查？

涂片检查方法简便、有效、快速，价格也比较低廉，它是诊断淋病的主要手段。男性取尿道口所溢出的脓液或从尿道挤出脓液，女性则用窥阴器检查并取宫颈口脓液，用棉拭子轻拭后涂于载玻片上，烤干固定后备用。染色法为革兰染色，淋球菌为革兰阴性，镜下可见白细胞内、外革兰阴性淋球菌，呈淡红色成对排列，菌体较其他寄生菌大，容易识别。涂片检查对有大量脓性分泌物的单纯性淋病患者，具有初步诊断意义，敏感性和特异性达到90%以上，但无症状淋病或轻症患者，尤其是女性患者常不易找到淋球菌，检出率低，诊断意义不大，故应做培养。

137. 淋球菌培养需要哪些实验室条件？

淋球菌的培养主要用于进一步诊断（如症状像淋病而涂片检查阴性的患者）和某些特殊的目的（如需做药物敏感试验等），症状很轻或无症状的女子和男子淋球菌培养都是敏感的。常用的培养基有血琼脂和巧克力琼脂以及 Thither-Martin （M-T）培养基。淋球菌培养的最适条件是潮湿的含3%~10%二氧化碳的环境，温度为35~37℃，有二氧化碳孵箱或用一个蜡烛缸均可。培养基 pH 值为 7.4~7.6。经 24~48 小时观察菌落形态及菌体形态特征，菌落特征为圆形、中央隆起，浅白或淡灰色半透明，表面光滑。

138. 淋球菌的鉴定需要哪些生化试验？

氧化酶试验：淋球菌具有氧化酶，它产生的氧离子能将氧化酶试剂（盐酸四甲基对二胺或盐酸二甲基对苯二胺）氧化成醌类化合物，出现颜色反应。方法是将氧化酶试剂配制成 0.5%～1%水溶液。将溶液滴加于可疑菌落上，观察颜色变化，淋球菌一般于 15～20 秒内菌落即呈红色，然后逐步变成紫色，最后呈黑色。氧化酶试验、菌体形态和菌落形态是初步鉴定淋球菌的三个重要标准。

糖发酵试验：淋球菌能分解葡萄糖，产酸不产气，但不能分解麦芽糖和蔗糖，故将纯化的淋球菌接种入各种糖发酵管，在 35℃温箱培养 24 小时后，由于培养基的 pH 值下降，在葡萄糖管培养基中的指示剂酚红由红变黄（若加澳甲酚紫则由紫变黄），而在麦芽糖和蔗糖管中则颜色不变。因此可利用对糖的发酵与否来区别淋球菌和脑膜炎球菌及其他奈瑟氏菌。

139. 如何正确诊断淋病？

淋病必须根据病史、体检和实验室检查结果综合分析，慎重做出诊断。①病史：询问淋病患者病史极为重要，因为淋病几乎均为不洁性交引起，而且患者由于个人名誉、家庭、职业等方面原因，常隐瞒病史，给医生诊断带来困难。医生在询问病史时要注意态度和蔼、耐心、诚恳，消除患者的顾虑，并为其保密。询问病史应包括患者发病的时间、典型症状、治疗情况、传染来源及性接触者、配偶感染史、与淋病患者共用物品史或新生儿的母亲有无淋病史等。②体检：主要检查以上所述的临床体征，特别是尿道口有脓性分泌物，则诊断淋病的可能性极大。③实验室检查：主要做涂片和培养检查淋球菌。

140. 需与男性淋病相鉴别的疾病有哪些?

（1）生殖道沙眼衣原体感染：潜伏期长（1~3周），症状轻微，尿道分泌物量少，呈浆液性或黏液脓性。可检查出沙眼衣原体，淋球菌检查阴性。

（2）非特异性尿道炎：指与性病无关的细菌性尿道炎，如继发于包茎的尿路感染，或继发于尿道导管插入术和其他尿道器械操作引起的损伤后感染。镜检常为革兰阳性球菌。

141. 需与女性淋病相鉴别的疾病有哪些?

（1）念珠菌性阴道炎：外阴、阴道剧烈瘙痒，白带增多，呈白色凝乳样或豆腐渣样物，略有臭味，大小阴唇潮红肿胀，阴道黏膜充血水肿，有乳白色薄膜黏附，除去薄膜可见轻度糜烂，白膜镜检可见成群卵形孢子及假菌丝。

（2）滴虫性阴道炎：外阴瘙痒，有大量黄白色或黄绿色分泌物，呈泡沫状，有腥臭味，阴道黏膜及宫颈明显充血并有斑点状出血，宫颈可呈特征性草莓状外观，分泌物镜检可见毛滴虫。

（3）细菌性阴道炎：白带增多，呈灰白色或灰绿色，均匀一致如面糊状黏附于阴道壁，有鱼腥样恶臭，pH增高，胺试验阳性，涂片可见乳酸杆菌减少，革兰阴性菌增多，有大量球样短杆状加特纳菌。可查见线索细胞。

142. 淋病的治疗原则和注意事项有哪些?

淋病的治疗原则和注意事项有以下几方面：①早期诊断，早期治疗；②适当休息，不可过度劳累和剧烈活动，严禁饮酒、吃刺激性食物，治疗期间和治愈后 10 天禁止性生活；③患者的配偶和性伴均应到医院检查、治疗；④家庭中有淋病患者应分居，注意隔离和消毒，浴巾、浴盆应分开使用，被污染的衣物、用具需消毒，特别注意保护眼睛；⑤遵循及时、足量、规则用药的原则，根据不同的病情采用相应的治疗方案；⑥应注意同时有无衣原体或其他性传播疾病病原体的感染；⑦治疗后应进行随访观察和判断是否已治愈。

143. 对单纯性淋病应如何治疗？

目前多选用肌内注射药物治疗为主，如头孢曲松（头孢三嗪、菌必治、罗氏芬）250 毫克，一次肌内注射；或大观霉素（壮观霉素、淋必治）2 克（宫颈炎 4 克），一次肌内注射；根据患者不同情况及药物来源，临床上可连续每日治疗 3 天。为预防同时存在衣原体感染，用上述药物治疗同时口服多西环素（强力霉素）0.1 克，每日 2 次，连服 7 天（孕妇禁用），或阿奇霉素 1 克，一次口服，或红霉素 500 毫克，口服，每日 4 次，连服 7 天。

144. 有并发症的淋病应如何治疗？

有并发症的淋病一般病情比较重，应增加药物治疗剂量和延长治疗时间。可采用下列方法之一：①头孢曲松 250 毫克，每日肌内注射一次，连续 10 天；或大观霉素 2 克（宫颈炎 4 克），每日肌内注射一次，连续 10 天；②头孢噻肟 1 克，肌内注射，每日一次，连续10 日。

145. 儿童淋病如何治疗？

儿童体重在 45 公斤以上的则按成人方案治疗，体重小于 45 公斤者按以下方法治疗：①头孢曲松 125 毫克，一次肌内注射；②大观霉素 40 毫克/公斤体重，一次肌内注射。

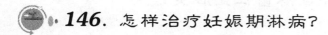

146. 怎样治疗妊娠期淋病？

患有淋病的孕妇更要早期积极治疗，以免分娩时将淋病传染给婴儿。应用治疗药物时，必须考虑选用对胎儿没有损害的药物。可选用头孢曲松 250 毫克，一次肌内注射；或大观霉素 4 克，一次肌内注射。孕妇禁用氟喹诺酮类和四环素类药物。为预防同时存在的衣原体感染，可服红霉素 500 毫克，每日 4 次，连服 7 日。

147. 如何处理淋菌性眼炎？

淋菌性眼炎用抗生素治疗的同时需用等渗盐水冲洗眼部，每小时冲洗 1 次，冲后再用 0.5% 红霉素或 1% 硝酸银液滴眼。成人患者用头孢曲松 1 克，肌内注射，1 次/日，连续 7 天；或大观霉素 2 克，肌内注射，1 次/日，连续 7 天。对新生儿则选用头孢曲松 25~50 毫克/公斤体重（单剂不超过 125 毫克），静脉或肌内注射，1 次/日，连续 7 天；或大观霉素 40 毫克/公斤体重肌内注射，1 次/日，连续 7 天。

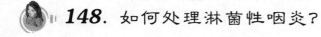

148. 如何处理淋菌性咽炎？

对淋菌性咽炎，选用头孢曲松 250 毫克，一次肌内注射；或头孢噻肟 1 克，一次肌内注射。但是大观霉素对淋菌性咽炎疗效较差。

149. 如何处理淋菌性附睾炎？

选用头孢曲松 250~500 毫克，1 次/日，肌内注射，连续 10 天；

或大观霉素 2 克，1 次/日，肌内注射，连续 10 天。

150. 如何处理淋菌性盆腔炎？

可选用头孢曲松 500 毫克，1 次/日，肌内注射，连续 10 天；或大观霉素 2 克，1 次/日，肌内注射，连续 10 天。同时应加服甲硝唑 400 毫克，2 次/日，口服，连续 10 天或多西环素 100 毫克，2 次/日，口服，连服 10 天。

151. 如何处理播散性淋病？

对播散性淋病，选用头孢曲松 1 克肌内注射或静脉注射，连续 10 天以上。或大观霉素 2 克肌内注射，2 次/日，连续 10 天以上。淋菌性脑膜炎疗程约 2 周，心内膜炎疗程要 4 周以上。

152. 淋病怎样才算治愈？

判断淋病治愈的标准一般是在治疗结束后 2 周内，在无性接触史的情况下，符合如下标准：①症状和体征全部消失；②在治疗结束后 4~7 天从患病部位取材，做涂片和培养检查淋球菌阴性。

153. 如何预防淋病？

了解性病防治知识，做到性爱专一，不嫖娼、不卖淫，在性生活中提倡使用避孕套。一旦发现患了淋病要积极治疗，同时对性伴也应进行检查和治疗。注意个人卫生，淋病患者污染的物品应及时消毒处理。淋病患者应禁止与小孩同床、共用浴盆和浴巾。做好公共场所如旅社、游泳池的日常卫生消毒工作。未婚淋病患者需经彻底治愈后，方可结婚、生育。

 154. 淋病的预后如何？

淋病的预后一般是良好的，单纯性淋病经用大剂量抗菌药治疗后治愈率可达95%，若治疗不彻底或延误治疗，可产生并发症或播散性淋病，引起不孕、不育、宫外孕、盆腔炎、尿道狭窄或失明等严重后果，甚至危及生命。

四

生殖道沙眼
衣原体感染

 155. 尿道炎分为几类？

尿道炎可以分为两大类：一类为非特异性尿道炎，它是由化脓性细菌如葡萄球菌或大肠杆菌等引起的尿道炎。这种尿道炎常常是泌尿生殖系统或邻近脏器炎症的蔓延。它的发病与性接触无关，不属于性病。另一类尿道炎是由于特异性微生物引起的，称为特异性尿道炎。这类尿道炎可通过性接触而传染。其中由淋病双球菌引起的称为淋菌性尿道炎，而由其他特异性病原体引起的统称为非淋菌性尿道炎。

156. 什么叫做非淋菌性尿道炎？

非淋菌性尿道炎是指由性接触而传染的一种尿道炎，它在临床上有尿道炎的表现，但在尿道分泌物中查不到淋球菌。这里包括由衣原体、支原体、滴虫、疱疹病毒和念珠菌等各种微生物引起的尿道炎。衣原体引起的非淋菌性尿道炎，占非淋菌性尿道炎致病菌的 80% 以上，故将此种感染单独列为生殖道沙眼衣原体感染。

157. 什么叫做生殖道沙眼衣原体感染？

生殖道沙眼衣原体感染是一种常见的性传播疾病。沙眼衣原体引起的疾病范围广泛，可累及眼、生殖道和其他脏器。在女性，引起的疾病包括有和无症状的宫颈炎、急性输卵管炎，并可继发不孕。在男性，引起的疾病包括有和无症状的尿道炎和急性附睾炎。男女两性均可发生衣原体直肠炎，由于生殖道感染而引发的反应性关节炎（Reiter病）。眼部感染轻则为包涵体结膜炎和穿通性角膜炎，重则为致盲性沙眼。沙眼衣原体也可导致母婴传播，感染的母亲所生婴儿可无症状，亦可发生衣原体眼炎和衣原体肺炎。

158. 沙眼衣原体是怎样的微生物？

它是介于细菌和病毒之间的一种原核微生物，呈球形。它本身无合成三磷酸腺苷（ATP）、谷丙转氨酶（GTP）能力，必须在宿主的细胞内生长繁殖，可形成包涵体，它的直径在0.3～0.5微米之间，无运动能力，吉姆萨染色可检出。必要时要用组织细胞培养方法才能检出。衣原体对热较为敏感，在56℃～60℃时仅能存活5～10分钟；而在冰冻条件下可存活数年；0.5%石炭酸能很快将衣原体杀死。

159. 支原体是怎样的微生物？

支原体是介于细菌及病毒之间的一种微生物。它没有细胞壁、直径0.2微米左右、呈球状或环形，可通过滤菌器，在人工培养基上可以生长繁殖。支原体对热的抵抗力也很小，一般在45℃条件下15～30分钟或50℃条件下5～15分钟即死亡；在冰冻条件下可存活数月到几年；石炭酸等消毒剂也能很快将其杀死。对肥皂、酒精、四环素、红霉素、卡那霉素等敏感。由于青霉素的作用是抑制细菌的细胞壁合成，所以青霉素对支原体是无效的。

160. 生殖道沙眼衣原体感染的流行情况如何？

生殖道沙眼衣原体感染是世界上发病率最高的性传播疾病。20世纪60年代以后，生殖道沙眼衣原体感染已成为欧美国家最常见的性病。发病率比淋病高2~5倍，有资料统计和估计，美国每年有250万~300万人患生殖道沙眼衣原体感染。据调查，我国生殖道沙眼衣原体感染占性传播疾病发病率的第二、三位。由于生殖道沙眼衣原体感染发病缓慢，症状轻，不容易受到重视。容易造成不断扩大流行。

161. 生殖道沙眼衣原体感染是怎样传染的？

在成人，生殖道沙眼衣原体感染的传播途径通常是性接触，而在儿童则有多种传播途径。经性接触传播的危险性很难估计，这是由于某些影响因素如无症状感染、性接触的频繁性、避孕方式及抗生素等常常变化很大。据报告，有衣原体宫颈炎的妇女其28%的性伴被感染。生殖道衣原体感染可持续相当长时间，有的可达数年。因此，如果没有与其他人有性接触，有时可在感染后很长时间才突然出现症状。由于衣原体诊断方法目前还不十分敏感，新近感染其实可能为既往感染而未被发现。新生儿则在分娩过程中受到感染。衣原体感染与年龄密切相关，年轻人感染率较高。性伴越多，感染的机会越大。

162. 男性生殖道沙眼衣原体感染有何临床表现？

生殖道沙眼衣原体感染好发于青壮年，男性多于女性。潜伏期为10~20天。主要表现是：①尿痛，表现为尿道内的不适、刺痛或烧灼感。时轻时重、疼痛的程度常常比淋病轻。②尿道分泌物及尿道红肿，分泌物多为浆液性或黏液脓性。比淋菌性尿道炎的分泌物稀薄。分泌物量也少，不太常见尿道口流出，长时间不排尿或晨起首次排尿前有时可见到逸出尿道口的分泌物污染内裤，结成黏糊状可封住尿道口。尿道口轻度红肿。合并膀胱炎时可出现血尿。还有些患者可无任何症状，也有不少患者症状不典型，因此，约有一半的患者在初诊时易被误诊。

163. 女性生殖道沙眼衣原体感染临床表现如何？

女性生殖道沙眼衣原体感染的临床表现特点是症状不明显。主要表现为宫颈的炎症和糜烂，分泌物增多，阴道及外阴瘙痒，下腹部不适感。这些患者可以从宫颈管内取材做衣原体检查来确诊。

164. 男性生殖道沙眼衣原体感染的并发症有哪些？

附睾炎是男性生殖道沙眼衣原体感染的主要并发症。它的主要症状是附睾肿大、发硬且有触痛，如累及睾丸时可出现疼痛、触痛、阴囊水肿和输精管变粗等，还可并发前列腺炎，有后尿道、会阴和肛门部位的重坠和钝痛、可产生性功能障碍。系统性并发症及生殖器外器官的感染较少见。

165. 女性生殖道沙眼衣原体感染有哪些并发症？

女性生殖道沙眼衣原体感染并发症有急性输卵管炎、慢性输卵管炎。此外，衣原体感染还可引起异位妊娠（宫外孕）、不孕、流产、死胎等。

166. 儿童生殖道沙眼衣原体感染的表现如何？

经母体产道使儿童感染衣原体可表现为以下症状：①新生儿衣原体结膜炎，生后1~3周发生结膜充血，常伴有鼻咽腔的感染而表现为咽炎；②衣原体肺炎，有报道，婴儿6个月以内肺炎中有30%~40%是由衣原体感染而引起，表现为强力犬吠状咳嗽，起病缓慢，低热或不发热，抗生素治疗效果不理想。

167. 如何确诊生殖道沙眼衣原体感染？

由于有些患生殖道沙眼衣原体感染的患者可无任何症状，发病缓慢，症状不典型，在初诊时易被误诊或漏诊，因此，对有尿道炎的患者，应注意以下几点：①对无症状的患者，首先确定有尿道炎，然后再与淋病作鉴别；②取分泌物进行革兰染色排除淋病的可能，当高倍视野下可见到10~15个中性粒细胞，同时无革兰阴性双球菌时，可疑诊为非淋菌性尿道炎；③免疫荧光法或酶免疫法检查沙眼衣原体，阳性者可以诊断。

168. 常用哪些方法检查衣原体感染？

衣原体感染需经过一定的实验室检查才能诊断。常用的检查方法是衣原体培养、直接荧光抗体检测、酶标免疫反应和分子生物学检查如聚合酶链反应（PCR）和连接酶链式反应（LCR）。

（1）衣原体培养：由于沙眼衣原体是在细胞内寄生，所以它只能在组织中培养。培养法的特异性好，但敏感性低，试验较复杂，费用高，一般临床少用，多为研究所用。

（2）直接荧光抗体检测：这是非培养法中应用较多的检测方法。此法操作容易，特异性好，但需要有经验的检验师检查。

（3）酶标免疫反应：这是目前应用最广的检测方法。该法的优点是快速、方便，但敏感性有时不够高。

（4）PCR和LCR：为分子生物学检查方法，是将标本数目有限的目标DNA或RNA序列成百万倍放大，使敏感性大大提高。本法对实验室的要求较严格，操作不规范易出现假阳性，我国规定必须是有条件的实验室并经过国家有关部门认可才能进行该项检测。

169. 化验支原体阳性就肯定是非淋菌性尿道炎吗？

目前通常采用培养法检查支原体。是不是支原体阳性就表示得了非淋菌性尿道炎？研究发现，青春期前的男孩中很少有支原体寄居，而女孩中有8%～22%携带支原体。以后因为性行为的关系，支原体的检出率有所增加。无症状的成年女性中的人型支原体检出率约18%，解脲支原体为57%。而在成年男性中解脲支原体检出率亦达14%。常规查体发现有相当比例的正常人支原体检查阳性。可见，一定比例的正常成人携带有支原体，因此，查到支原体不一定代表有非淋菌性尿道炎。诊断除了看化验结果外，还应该结合病史、临床表现等综合考虑。

170. 生殖道沙眼衣原体感染与淋病有何区别？

生殖道沙眼衣原体感染和淋病都是以泌尿生殖系统化脓性炎症为

主要表现的性传播疾病，两者的临床症状有相似之处，均可有尿急、尿频、尿痛及尿道有分泌物等。但是由于病原体的不同，两者之间是有区别的。

区别主要有以下几点：①生殖道沙眼衣原体感染发病较慢，潜伏期可为 1～3 周，而淋病则多在接触后 3～5 天内便急性发作。②生殖道沙眼衣原体感染症状轻而持续时间长，一般无全身症状，仅有尿痛、尿急，无排尿困难。尿道分泌物少或无、多为稀薄黏液，但症状可持续数日。而淋病则常常为脓性分泌物，症状较重，疼痛明显。③淋病的分泌物涂片白细胞内为革兰阴性双球菌，而生殖道沙眼衣原体感染则可检出衣原体。

171. 生殖道沙眼衣原体感染应与哪些疾病鉴别？

生殖道沙眼衣原体感染因症状不典型，易漏诊或误诊，一般来说，患者或配偶有性乱史，除外淋病，再结合实验室检查可确诊。除淋病外，生殖道沙眼衣原体感染还应与以下疾病鉴别：①念珠菌性尿道炎或阴道炎，常伴有龟头炎或阴囊会阴皮炎，分泌物直接镜检或培养可见酵母菌生长。②疱疹病毒感染，分泌物多、排尿困难明显、外生殖器可有水疱、糜烂皮疹、腹股沟淋巴结肿大，抗生素治疗无效。

172. 初发生殖道沙眼衣原体感染如何治疗？

选用多西环素 100 毫克，口服，2 次/日，连服 7～10 天；或阿奇霉素 1 克，一次顿服，需在饭前 1 小时或饭后 2 小时服用；或红霉素 500 毫克，口服，4 次/日，连服 7 天。或琥乙红霉素 800 毫克，口服，4 次/日，连服 7 天。或氧氟沙星 300 毫克，口服，2 次/日，连服 7 天。或米诺环素 100 毫克，口服，2 次/日，连服 10 天。

173. 复发性或持续性生殖道沙眼衣原体感染如何治疗？

复发性或持续性病例尚无有效的治疗方案，推荐方案为甲硝唑2克，单次口服，加红霉素碱500毫克，口服，4次/日，共7天；或琥乙红霉素800毫克，口服，4次/日，连服7天。

174. 孕妇生殖道沙眼衣原体感染如何治疗？

禁用多西环素和氧氟沙星，推荐方案为红霉素500毫克，口服，4次/日，共7天；也可用红霉素250毫克，口服，4次/日，共14天；或琥乙红霉素800毫克，口服，4次/日，共7天或阿奇霉素1克，一次服。

175. 新生儿衣原体眼结膜炎如何治疗？

可用红霉素干糖浆粉剂，剂量每日为50毫克/公斤体重，分4次口服，连服2周。如有效，再延长1～2周。用0.5%红霉素眼膏或1%四环素眼膏，出生后立即滴入眼中有一定的预防衣原体感染的作用。

176. 生殖道沙眼衣原体感染的治愈标准如何？

治愈标准是自觉症状消失，无尿道分泌物，尿沉淀物涂片无白细胞，细胞涂片也未见衣原体。在判愈时，一般可不做病原体培养。分子生物学方法如PCR可查出死菌的抗原和DNA，因此不能用来判愈。

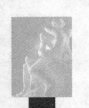 **177.** 为什么有些患者多次治疗后支原体检查仍阳性？

这可能是由于出现耐药的支原体，有报道 5%～10% 的支原体对四环素类药物耐药，通过做支原体药物敏感试验有助于医生选择适当的抗生素，另外有一定比例的正常成人携带有支原体，支原体阳性不一定代表非淋菌性尿道炎未治愈，值得指出的是，一些患者已经经过正规的药物治疗，症状已消失，但支原体检查仍阳性，这时可以不继续治疗，观察一段时间，必要时结合临床考虑是否复查。

178. 生殖道沙眼衣原体感染的预后如何？

生殖道沙眼衣原体感染经及时正规治疗后预后良好，症状消失，无任何后遗症。如患者经治疗但症状持续存在，或症状消失后又出现，最可能的原因是其性伴未经治疗，发生再感染，或者是由于引起尿道炎或宫颈炎的其他原因的存在，应劝告患者复诊以查明原因。

179. 怎样预防生殖道沙眼衣原体感染的发生？

预防的关键是避免不洁性交。此外，在公共浴堂洗浴时，不提倡洗盆塘，衣服要单独存放。由于淋病增加了本病的发病机会，故患淋病后要积极治疗，彻底治愈。淋病治愈后要化验检查是否患有生殖道沙眼衣原体感染。配偶一方患病后，另一方要做化验检查，发现患病后要积极治疗。

五

尖 锐 湿 疣

180. 什么是尖锐湿疣？

尖锐湿疣又称生殖器疣或性病疣，是发生于肛周生殖器部位的疣状增生物，为最常见的性传播疾病之一。尖锐湿疣是由人乳头瘤病毒（human papilloma-virus，HPV）感染引起的，在生殖道的皮损发现有多种人乳头瘤病毒基，其中 15 种（HPV-6、11、16、18、30、31、32、42、43、44、51、52、53、54、55）与尖锐湿疣密切相关，其中常见的有 HPV-6、11 型。人乳头瘤病毒是直径 43~55 纳米的环状双链超螺旋结构的小 DNA 病毒，HPV 病毒颗粒外面有 72 个壳微粒，为 20 面立体对称外形，约有 8000 对碱基，病毒颗粒的分子量为 $5×10^6$ 道尔顿，为一无包膜裸露型的病毒。乳头瘤病毒有严格的种属特异性，感染皮肤和黏膜的上皮细胞，而不产生系统感染。

181. 尖锐湿疣一定由性接触传播吗？

不一定。绝大多数是通过性行为传播的。但是也有少数人是通过日常生活用品如内裤、浴盆、浴巾及公共浴池等非性传播途径而感染。因此不能提到尖锐湿疣就认为是性乱引起，以免造成不必要的误解，给家庭和社会带来不和谐因素。

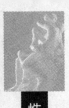 **182.** 有什么方法可以检测人乳头瘤病毒吗？

对于女性，因为高危型 HPV 与宫颈癌有关，目前采用较为普遍的是取宫颈分泌物，进行人乳头瘤病毒分型定性的检查及相关型别定量的检查。对于男性，并不推荐检测。

183. 人乳头瘤病毒与宫颈癌有关吗？

宫颈癌是较为常见的妇科恶性肿瘤。早在 20 世纪 80 年代德国科学家 Haraldzur Hausen 首次发现人乳头瘤病毒感染（human papilloma-virus，HPV）与宫颈癌的发生发展相关，并揭示其中高危型 HPV-16、18 型感染可引起 70% 以上感染者发生宫颈癌和癌前病变，而低危型 HPV-6、11 型，则主要引起尖锐湿疣（生殖器疣）。当人体感染 HPV 后，大部分感染者可在 2 年内清除病毒，只有不到 10% 的患者称为持续感染，进而导致癌变病变并进一步发展为宫颈癌。而多性伴、早性生活、多孕多产、免疫力低下、合并其他生殖道感染、吸烟、长期口服避孕药及肿瘤家族史等因素为宫颈癌的高危因素。因此育龄女性需要定期进行宫颈细胞学和 HPV-DNA 的检测，必要时可行阴道镜或组织病理学检查。

184. 尖锐湿疣的临床表现有哪些？

尖锐湿疣大多发生在性活跃的 16~25 岁的人群中。潜伏期 3 周至 8 个月，平均 3 个月。女性患者尖锐湿疣好发于大小阴唇、阴蒂、会阴、阴道入口处、阴道和宫颈，至少 20% 的女性患者的会阴和肛周皮肤易被波及，女性患者多数有外阴瘙痒、白带增多的主观症状，个别有烧灼感、疼痛或出血。而男性多发生在冠状沟、龟头、包皮、系带，其次是尿道口、阴茎、阴囊，在肥胖的患者，臀间隙是易发生的部位，同性恋者可发生于肛周及直肠。大约15%的阴茎尖锐湿疣患者可伴发肛周疣。同性恋者肛门疣比阴茎疣要多好几倍，如国外有报告称在402例同性恋者中，肛周疣发生率是阴茎疣的5倍。尖锐湿疣偶有发生于耻骨处、腋下、乳房下等间隙部位及面部、口腔内、唇、舌及腭部。皮损为淡红至淡褐、深褐色带蒂的突起，细小淡红丘疹，逐渐增大，可为乳头状、鸡冠状或融合成菜花状，通常1~4毫米，最大15毫米或几厘米。多发丘疹群集可融合成片或斑块样。阴道、宫颈口尖锐湿疣可用阴道镜检查，镜下可见扁平状、菜花状，表面粗糙呈尖峰状或白色、淡红色谷穗状表现。

185. 什么是巨大型尖锐湿疣?

巨大型尖锐湿疣首先由 Buschke 和 Lowenstein 在 1925 年时描述，又称为 Buschke-Lowenstein 巨大型尖锐湿疣，是发生在阴茎的病变，好发于龟头和包皮，也可见于女阴和肛门，黏膜色或淡红色扁平状菜花样肿瘤，为恶性病变。易发生在细胞免疫功能减低的患者，如 HIV 阳性患者、免疫抑制剂治疗者、Hodgkin 病患者或妊娠等情况的人。此型尖锐湿疣组织病理学上无恶性证据，是介于尖锐湿疣及鳞状细胞癌之间的肿瘤，但多种致癌因素促使其恶变。

186. HPV 亚临床感染怎么诊断?

亚临床感染是指临床上肉眼不能辨认的病变，患者一般无症状，因而多被误诊。其诊断目前国内外尚无统一标准。临床应用的较为广泛的是醋白试验。外阴、肛周部位可行醋白试验和组织病理学检查，阴道及宫颈部位可结合细胞学、阴道镜及组织病理学检查。

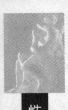

187. 5%醋酸试验怎么做?

5%醋酸试验,又称醋白试验,在可疑的受损皮肤上用5%醋酸液涂抹或敷贴,3~5分钟有尖锐湿疣的皮肤局部发白为阳性。机制尚不清楚,可能是 HPV 感染上皮的不正常细胞而使蛋白凝固的结果。然而醋白试验也有假阳性或假阴性,故应结合临床表现和其他检查结果综合分析。

188. 尖锐湿疣的治疗中需要口服药吗?

目前治疗尖锐湿疣主要以物理治疗为主,可以选择的方法有冷冻、激光、光动力疗法(ALA-PDT 治疗)等,尚无需口服药物。

189. 尖锐湿疣怎么治疗?

目前临床治疗上主要采用三阶段方法治疗尖锐湿疣,可以有效地减少尖锐湿疣的复发,而且不良反应少。第一阶段为疣体清除期,此期可以采用冷冻、激光、手术或者疣体较大时采用鬼臼毒素治疗。第二阶段为亚临床感染治疗期:此期主要的治疗手段为光动力治疗。第三阶段为巩固疗效期:局部采用免疫调节剂如咪喹莫特或干扰素。同时在治疗期间辅以尖锐湿疣的预防措施及相关知识的健康教育。

(1)鬼臼毒素酊(podophyllotoxin):也称足叶毒素酊,局部外用,其药理作用主要是抑制受 HPV 感染细胞的有丝分裂,主要引起疣体坏死、脱落,用于疣体,达到去除疣体的目的。

(2)干扰素(interferon,IFN):它是生物细胞在感染病毒后或在某些诱导剂的作用下产生的一类糖蛋白,分为 α、β、γ 干扰素。有抗病毒作用、抗增生作用及免疫调节作用,因而治疗尖锐湿疣时可与其他方法联合应用，或用其他方法去除疣体后再用干扰素，以辅助治疗或减少复发。可采用皮损内注射，每次 100 万单位，1 周 3 次，共 9 次。但是目前临床应用较为广泛的是重组干扰素 α-2b 凝胶，主要用于疣体去除后，外用皮损周围，防止复发。

（3）5%咪喹莫特乳膏（imiquimod cream）：是人工合成的非核苷类异环胺类药，体外实验证实虽然没有直接杀病毒的作用，但是能刺激机体局部产生多种细胞因子，增强细胞介导的免疫反应，从而起到间接杀病毒的作用。治疗方法为每晚用 1 次，用药 6~10 小时后用肥皂水清洗，隔日 1 次，少数每日 1 次，共 16 周，治愈率 50%~83.3%。不良反应主要有患处的糜烂溃疡，一般主要发生在用药后2~4 周，停药后 3~5 天可缓解。

（4）液氮冷冻治疗：相对廉价，不需麻醉，治愈率为 63%~88%，但易复发。

（5）二氧化碳激光治疗：需使用局部麻醉，易复发。

（6）光动力疗法（ALA-PDT）：又称艾拉光动力。艾拉是一种光动力药物，通用名是盐酸氨酮戊酸（ALA），艾拉是它的商品名。ALA 是人体合成血红素的前体物质，本身不具有光敏特性，外源性 ALA 进入人体后被增生活跃的 HPV 感染细胞吸收，在细胞内转化为原卟啉IX等卟啉物质，在特定波长的光照射后，会发生光动力学反应，并产生单线态氧等活性氧物质杀死病变细胞达到治疗的目的。主要的优势是，可重复治疗，降低复发率。

190. 光动力治疗对正常组织会不会有影响？

一般情况下，光动力治疗对于正常组织是没有影响的。因为 ALA 在合成血红素的过程中会存在一个正常的生理性反馈调节作用，在这个反馈调节下，一旦血红素合成增加，会反馈性地抑制内源性 ALA 的合成，且由于亚铁螯合酶、卟吩胆色素原脱氨酶的活性正常，不会在中间产物原卟啉Ⅸ中大量蓄积，因此不会对正常细胞有影响。

191. 光动力治疗中光敏剂会对全身有毒副作用吗？

光敏剂盐酸氨酮戊酸是人体所有细胞合成血红素的前体物质，是一种生理性物质，且为局部外用于皮损及周围，因此无全身性毒副作用。

192. 为什么光动力治疗尖锐湿疣复发率低？

亚临床病灶、潜伏感染的部位细胞在吸收外源性的盐酸氨酮戊酸后都可以出现原卟啉Ⅸ的大量蓄积，在一定波长（635纳米）红光照射下，通过光化学反应，使增生旺盛的细胞凋亡，达到防止复发的目的。

193. 如何进行光动力治疗？

7~10天治疗1次，3次为1个疗程。一般先用冷冻或激光的方法，去除大部分或面积较大的疣体之后再进行光动力治疗。根据皮损面积及部位选择治疗周期。

194. 妊娠期尖锐湿疣如何治疗？

由于妊娠期机体的免疫功能下降，类固醇激素水平增加，孕期盆腔供血丰富等原因，使得孕期尖锐湿疣病灶生长较为迅速，具有数量较多，直径较大的特点，而且分布广泛，好发于外阴，其次是宫颈和阴道。病灶如果太大，严重者可发生溃疡、出血、感染等。因此早期诊断，及时治疗可以减少复发和传播的机会，减轻患者痛苦。去除疣体是治疗的首要目的，建议用物理治疗如手术切除、冷冻、二氧化碳激光治疗的方法。目前大多数主张疣体已经清除者，不要盲目选择剖宫产。应综合全面考虑，选择合适的治疗方法。

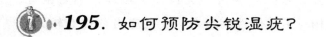

195. 如何预防尖锐湿疣？

（1）杜绝婚外性行为及多个性伴侣，尖锐湿疣患者治疗期间避免性生活。

（2）及时发现，及早治疗，同时对性伴进行检查和治疗。

（3）加强个人卫生，尤其是肛周和外阴的卫生，保持局部干燥和清洁是防止包括尖锐湿疣在内的性传播疾病的重要措施。

（4）对患者分泌物污染的用具进行消毒，为预防间接感染，提倡不用公用毛巾、浴巾，不在公用的浴盆中沐浴。

196. 尖锐湿疣治疗期间可以吸烟或者喝酒吗？

有研究表明吸烟和饮酒均是尖锐湿疣发病的危险因素。吸烟和饮酒可导致机体抵抗力下降，同时酒精可以刺激中枢神经系统，如性伴数多，有高危性行为，可诱发尖锐湿疣或使尖锐湿疣易复发。所以治疗期间尽量不饮酒、不吸烟。

197. 尖锐湿疣治疗期间同房时使用避孕套会不会安全些？

使用避孕套不能全部防止尖锐湿疣的发生，其原因可能是避孕套并不能遮盖所有的易感部位。所以治疗期间最好不要同房。

198. 为什么精神紧张和焦虑与尖锐湿疣复发密切相关？

由于尖锐湿疣易复发，且如果尖锐湿疣长在了宫颈，不易察觉，可以没有明显的症状。相对于其他性病患者，女性患者往往有较为严重的焦虑和抑郁。而患者的抑郁情绪可以导致细胞免疫功能低下，使得病情反复，而长病程又进一步加重抑郁情绪，存在恶性循环，影响了患者的康复。因此在治疗期间，应保持健康乐观的态度，放松心情，以利于疾病的恢复。

199. 患有尖锐湿疣需不需要忌口？

原则上来讲一般无需忌口，但是如果患有肛周或肛内尖锐湿疣，应少食用辛辣刺激食物。

六

生殖器疱疹

200. 什么是生殖器疱疹？

生殖器疱疹主要是由单纯疱疹病毒（HSV）-Ⅱ型，少数是由HSV-Ⅰ型所引起的一种较常见的、易复发的性传播疾病。本病多发生于 20~40 岁的性活跃的年轻人。

201. 生殖器疱疹发生在什么部位？

生殖器疱疹主要发生在生殖器部位，例如，女性的宫颈、阴道、尿道及外阴；男性的阴茎和尿道；肛交者可在肛门部位及直肠发生。

202. 生殖器疱疹是如何传播的？

HSV 感染通过人群与易感者之间的密切接触传播，无季节的差异。HSV-Ⅰ常由飞沫和唾液传播，而 HSV-Ⅱ主要是由性接触和垂直传播。性接触传播包括生殖器性交、口交和肛交。垂直传播指的是母婴间的传播，包括子宫内感染和经产道感染。

203. 生殖器疱疹的潜伏期是多久？

生殖器疱疹从感染到发病的潜伏期为 2~20 天，平均潜伏期为

1 周。

204. 生殖器疱疹分几型？

根据患者发病的时间、次数和临床表现的不同，生殖器疱疹可分为原发感染、复发感染、无症状感染（也称亚临床感染）型。

205. 原发性生殖器疱疹有什么临床表现？

该型患者的症状最重，患者既往无生殖器疱疹的发病史，发病初期可伴有全身症状，如发热、头痛等不适感，并在生殖器部位出现多个小丘疹、小水疱或脓疱，继而形成糜烂或溃疡，患者病变部位瘙痒或疼痛，严重时可发生排尿困难，阴道、尿道出现异常分泌物及双侧腹股沟淋巴结炎，一般在发病 1 周左右局部症状逐渐加重，第 7～11 天达到最严重，2 周之后局部结痂、愈合。

206. 男性原发性生殖器疱疹的表现如何？

一般有 1 周或 3～5 天时间的潜伏期，皮损主要发生于阴茎头、冠状沟、尿道口、阴茎体及阴囊等部位。表现为具有瘙痒感的小红丘疹，丘疹很快变为水疱，几天后发生糜烂及溃疡，伴有剧烈的疼痛感。2 周左右后，皮损结痂、愈合。

207. 女性原发性生殖器疱疹的表现如何？

女性原发性生殖器疱疹的表现要比男性重，表现为外阴阴道炎，还有部分患者可发生宫颈炎，表现为阴道分泌物增多，还可出现排尿困难及尿潴留的症状，并可出现局部淋巴结肿大及疼痛，一般在 1～2

周内愈合。

 208. 复发性生殖器疱疹什么时候发生?

可在原发性疱疹消退后的 1~4 个月内发生。尤其在原发感染后 1 年内复发较为频繁。但是复发的频率有个体差异,可每年发作数次,随时间的推移,发作频率会减少。

209. 复发性生殖器疱疹的发病诱因有哪些?

复发性生殖器疱疹患者在发病前可能有以下诱因:疲劳、月经期、精神紧张、外伤或有其他感染等。

210. 复发性生殖器疱疹的临床表现如何?

患者在发疹前可有局部瘙痒、烧灼感,多局限于生殖器部位,常为单侧发病。先出现红斑,并在红斑的基础上发生簇集的水疱,个数为数个到十几个,一般 7~10 天可愈合。复发性生殖器疱疹的全身症状不明显,但一般女性患者症状较男性重,宫颈炎的发生比例比原发性生殖器疱疹要低。

211. 无症状型生殖器疱疹表现如何?

即亚临床型的生殖器疱疹,有大约 50% 的生殖器疱疹病毒感染的患者在临床上无明显的症状,即皮疹的表现不典型,可只表现为生殖器部位的细小裂隙、小片红斑等,因症状不典型,此型往往成为生殖器疱疹的主要传染源。

212. 同性恋者生殖器疱疹的临床表现如何？

同性恋的男性如感染了生殖器疱疹，可表现为肛门、肛周及直肠的水疱及浅溃疡，可出现肛门直肠疼痛、里急后重、肛门瘙痒、排便困难等，严重者可发生直肠炎，伴有发热及腹股沟淋巴结肿大。

213. 孕妇的生殖器疱疹表现是怎样的？

受疱疹病毒感染的孕妇，可在妊娠的最后 3 个月发生宫内感染，但很少见，一旦发生则胎死率很高。另外，分娩时可通过产道受感染或羊膜早破而发生逆行感染，新生儿可有病毒血症、局限性或播散性的病毒感染及脑炎。

214. 生殖器疱疹与艾滋病有关吗？

因为艾滋病患者的免疫功能明显下降，故感染了疱疹病毒后可发生广泛而严重的皮肤、黏膜溃疡，累及肛周、阴囊、阴茎或阴道等部位，疼痛及溃疡可持续数月，另外，生殖器疱疹所引起的生殖器部位的溃疡可促进艾滋病病毒的传播。

215. 生殖器疱疹可以发展为宫颈癌吗？

目前尚无足够的证据证实单纯疱疹病毒（HSV）感染与宫颈癌的发生有关系。

216. 生殖器疱疹如何诊断？

正确及时的诊断是治疗的前提，主要诊断依据是：患者有不洁的性交史或配偶有生殖器疱疹的感染史，一般潜伏期 3~14 天；有典型的临床表现，如外生殖器或肛门周围成簇分布的小水疱，很快破溃形成糜烂，自觉疼痛。一般可以做出临床诊断。

217. 生殖器疱疹应与哪些疾病相鉴别？

要与生殖器疱疹相鉴别的其他疾病有：梅毒下疳（表现为单个的生殖器部位的糜烂、溃疡，无痛、痒感，梅毒血清学试验为阳性）、接触性皮炎、药疹、脓疱疮、带状疱疹、贝赫切特综合征等，从病史及相应的实验室检查方面可以鉴别。

218. 如何预防生殖器疱疹的发病？

患生殖器疱疹期间的患者应避免性行为，保持皮损部位的清洁、干燥，无症状可能也有一定的传染性，故性行为时应提倡使用阴茎套（避孕套）。

219. 生殖器疱疹如何治疗？

积极有效的治疗可以减轻症状、促进皮损愈合、减少排毒、减轻传染性、缩短病程、预防并发症、抑制复发。治疗包括全身治疗和局部处理。全身治疗主要是抗病毒治疗和合并感染治疗。局部治疗处理包括清洁创面和防止继发感染。对原发性或初发性生殖器疱疹给予阿昔洛韦、泛昔洛韦、伐昔洛韦口服，疗程一般 7~10 天。局部处理应

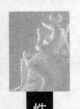

保持患者清洁、干燥，有渗出时可采用生理盐水或3%硼酸溶液冷湿敷，皮损处可外用3%阿昔洛韦乳膏或1%喷昔洛韦乳膏、干扰素乳膏等。

220. 复发性生殖器疱疹反复发作者如何治疗？

在治疗复发性生殖器疱疹时，最好在出现前驱症状或发现皮损的24小时内服药。如果每年发作超过6次，为减少复发的次数，可采用长期抑制疗法，抑制性治疗可使生殖器疱疹的复发率降低70%～80%。可口服阿昔洛韦（400毫克，每日2次）或伐昔洛韦（500毫克，每日1次），需要长期连续服药，疗程根据疗效而定，多主张4～6个月或更长的时间。

221. 妊娠早期患生殖器疱疹怎么办？

如果发现生殖器部位有皮疹，应及时前往正规医院皮肤性病科门诊进行检查，需要使用抗病毒治疗时要权衡利弊，可选择的药物以阿昔洛韦为主，目前尚无阿昔洛韦致新生儿畸形的报道。孕早期复发者应避免进行间歇治疗或抑制治疗，若因病情严重或伴有并发症必须给予治疗时，应避免使用阿昔洛韦以外的药物，并控制在最小有效剂量。正在接受长期抑制治疗的女性患者有意向或已经怀孕，建议停止抗病毒治疗。

222. 妊娠晚期患生殖器疱疹怎么办？

对于频繁复发或新近感染的生殖器疱疹妊娠患者，在近足月时，

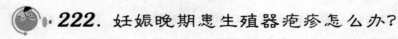

可用阿昔洛韦治疗以减少活动性损害的发生，从而降低剖宫产率。对于既往有复发性生殖器疱疹病史，但近足月时，无复发迹象的孕妇，可不进行阿昔洛韦治疗。对于有活动性皮损或有发作前驱症状的孕妇，在无禁忌证的前提下，可于破膜前进行剖宫产，但剖宫产并不能完全防止新生儿疱疹发生。对于无活动性皮损的孕妇，可选择阴道分娩，但分娩后要对新生儿是否出现发热、昏睡、吃奶时吸吮无力、抽搐或发生皮损进行严密观察，若新生儿患有疱疹，应及时就医，可选择阿昔洛韦静脉滴注。

223. 得过生殖器疱疹还能怀孕吗？

很多妇女曾患有生殖器疱疹，因为担心怀孕会对胎儿产生不利影响，而延误妊娠时间致使成为高龄孕产妇，这是完全没有必要的。复发性生殖器疱疹传播给胎儿的危险性大大低于原发性生殖器疱疹。在妊娠期有复发性生殖器疱疹的母亲或在妊娠前半程受 HSV 原发感染的母亲将疾病传播给新生儿的危险性较低（<1%），而在临近分娩时受 HSV 原发感染的母亲将疾病传播给新生儿的危险性较高（30% ~ 50%）。在分娩前 4 周内原发感染的孕妇，新生儿发生疱疹感染的可能性较大，可考虑行剖宫产以及做阿昔洛韦预防性治疗。

224. 妊娠期如何预防生殖器疱疹？

在妊娠期应避免与有单纯疱疹病毒感染、疑似感染及感染状态不清楚的性伴发生无保护措施的生殖器及口腔的性接触。

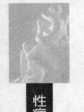

七

软 下 疳

225. 什么是软下疳?

软下疳是由杜克雷嗜血杆菌引起的性传播性疾病,它是一种生殖器部位的急性局限性疾病,表现为生殖器部位一个或多个疼痛性溃疡,常伴有疼痛的化脓性腹股沟淋巴结肿大。

226. 软下疳是怎样传播的? 日常生活接触会传染吗?

软下疳是通过性接触传播的,也能自身接种。多数患者为男性,男女比例 10:1,男性患者多的可能原因是:①男性外生殖器解剖特点使得很容易发现疾病;②少数已感染的女性多为妓女,此人群可造成本病在男性嫖客中流行;③部分感染的女性仅有宫颈溃疡而无其他表现,不易诊断。此病主要流行于热带及亚热带地区的发展中国家,多在卫生条件较差及贫困的人群中发生。新中国成立前我国上海软下疳患者约占皮肤科初诊患者数的 0.27%,建国初期我国部分皮肤科门诊还可见到此病,20 世纪 60 年代基本绝迹。20 世纪 90 年代我国部分地区又有个例报告。多集中在沿海地区,但多为临床诊断,未经实验室检查确诊。日常生活接触不会被传染。

227. 软下疳的潜伏期有多长？其主要表现是什么？

软下疳潜伏期 2~10 天，多数 4~7 天。潜伏期过后，外生殖器部位出现红色炎性丘疹，1~2 天迅速变成脓疱。2~5 天内破溃形成边界清楚、边缘不整齐有潜行的溃疡，多为圆形或卵圆形，直径 2~20 毫米。部分溃疡表浅，多数较深，基底为血管丰富的肉芽组织，表面常有脓性渗出物，触之柔软，有明显疼痛，易出血。由于自身接种，溃疡周围可出现 2~5 个卫星状分布的小溃疡。男性常出现腹股沟淋巴结炎即炎症性横痃，约发生于 50% 患者。一般在溃疡发生后数天到 3 周出现，多为单侧淋巴结肿大，疼痛明显，表面可发红波动，可破溃形成窦道。女性出现此情况少见，可能与女性生殖道淋巴液引流和男性不同有关。

228. 软下疳主要发生在哪些部位？

男性的溃疡多发生在包皮、冠状沟、龟头、阴茎、肛周，疼痛剧烈。女性溃疡常发生在大小阴唇、阴蒂、阴道口、阴道壁、宫颈、尿道口、会阴等部位，疼痛较轻，仅在尿液刺激时有烧灼感。由于自身接种，皮损也可出现在手、乳房、股部、腹部、口唇、眼睑等非生殖器部位。

229. 软下疳需要与哪些疾病区别？

软下疳需与下列疾病鉴别：①硬下疳，这是一期梅毒的表现。一般潜伏期 2~3 周，为坚硬无痛性溃疡，据此可区别。梅毒螺旋体暗视野及梅毒血清试验可进一步区分。但要注意两者的混合感染。②生殖器疱疹，此病为反复发作的集簇状分布的小水疱，破溃后形成的溃疡很浅，疼痛较轻，每次发作基本在同一部位。而软下疳溃疡一般较深，疼痛更剧烈。③性病性淋巴肉芽肿，此病表现为一侧或双侧腹股沟淋巴结肿大，触痛较轻，多在原发损害出现1~4周后发生，而此时原发损害多已消退。由于腹股沟韧带将肿大的淋巴结团块上下分开，两侧隆起中间凹陷，形成一长条沟槽，称为"沟槽征"，这是其特征性表现，可与软下疳鉴别。补体结合试验有助于进一步区分二者。

230. 软下疳有哪些检查方法？

软下疳有以下检查方法：①涂片检查，从溃疡基底或横痃取标本直接涂片显微镜检查，可见革兰阴性短棒状杆菌。但易出现假阳性及假阴性，结果不可靠。不能作为确诊依据。②分离培养，一般需两种以上不同的培养基。③确诊试验，分离培养出现阳性菌株时，通过生化鉴定如确定为杜克雷嗜血杆菌，才能明确诊断。④聚合酶链反应检测（PCR），此法是杜克雷嗜血杆菌的一种有效的检测方法，但由于实验条件要求较高，目前仅作为实验研究的一种方法，不能作为临床确诊的有效方法。

231. 如何诊断软下疳？

可根据当地流行病学背景，患者发病前4~5天有性接触史，临床上在生殖器部位发生一个或多个痛性溃疡，基底软，有触痛，腹股沟淋巴结疼痛、肿大，甚至破溃形成溃疡，暗视野检查及梅毒血清试验阴性，可初步考虑为软下疳，如涂片查到革兰阴性链杆菌，可以做出临床诊断，但确诊尚需进行培养和鉴定。

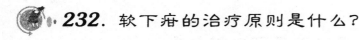

232. 软下疳的治疗原则是什么？

应遵循及时、足量、规则用药的原则。在未排除梅毒硬下疳之前，不要应用能掩盖梅毒诊断的药物。治疗期间应避免性生活，如性伴有感染的可能，特别是在患者发病前 10 天内的性接触者，无论其有无症状，均应同时接受治疗。治疗后应进行随访判愈。

233. 如何治疗软下疳？

可选用下列方案之一治疗：阿奇霉素 1 克，一次顿服；头孢曲松 250 毫克，一次肌内注射；红霉素 500 毫克，口服，4 次/日，共 7 天；环丙沙星 500 毫克，2 次/日，口服，共 3 天（孕妇及哺乳妇女忌服）；大观霉素 2 克，一次肌内注射。早期应用上述药物可预防横痃发生，如已发生横痃，不宜切开引流，局部皮损未破溃时外用鱼石脂、红霉素软膏；溃疡可用高锰酸钾溶液或双氧水冲洗，然后外用红霉素乳膏。对淋巴结脓肿，穿刺应从远位正常皮肤刺入脓腔，抽取脓液。可反复远位刺入抽取脓汁，注入抗生素治疗。

234. 孕妇如果感染软下疳怎么办？

孕妇如感染软下疳，治疗方法相同，但是应注意药物选择中的禁忌。比如阿奇霉素对于孕妇和哺乳期妇女是否安全还不确定；环丙沙星妊娠期禁用。选择药物时一定注意安全性。

235. 软下疳会影响胎儿吗？

此病为局部的细菌感染，如果治疗及时，且选药正确、安全，应无明显影响。

236. 如患软下疳可以怀孕吗?

因为此病是可以完全治愈的,如患病时未怀孕,治愈后再怀孕最好。

237. 如何判断软下疳是否治愈及预后如何?

判愈时,应根据临床和病原学检查,临床上溃疡处疼痛和脓液消失,上皮愈合,肿大淋巴结消退,溃疡愈合及病原菌培养检查每周一次,3 次培养阴性即可判愈。如有病原体持续存在应判未愈。临床上开始治疗后 7~14 天,溃疡疼痛减轻、脓液消失,一般在 28 天内上皮再生完全愈合;淋巴结肿大直径<5 厘米者一般消退,较大的肿块往往化脓破溃愈合。病原学检查主要是重复培养。治疗开始后,每周进行一次随访时,从溃疡或肿大的淋巴结取材培养,直到阴性。未作包皮环切的患者以及同时有 HIV 感染者对治疗的反应可能较差,因此在随访时加以注意检查。少数患者由于病原体存在,在治疗的 10 天内原损害部位可有复发。再感染发生在新的性接触之后,通常损害发生在新的部位。早期及有效的治疗可完全恢复,严重的损害治愈后也可有瘢痕形成。

八

性病性淋巴肉芽肿

238. 什么是性病性淋巴肉芽肿？

是由沙眼衣原体感染，经性交传染的一种发病率比较低的性病，在 20 世纪 30~40 年代，本病发病率低于淋病、梅毒及软下疳，居第四位，故名"第四性病"，又名腹股沟淋巴肉芽肿。

239. 引起性病性淋巴肉芽肿的病原体是什么？

本病是由沙眼衣原体的 L1、L2、L3 血清型所致，此型衣原体的生物学及血清学特点与一般沙眼衣原体和引起非淋球菌性尿道炎的衣原体不同，其直径为 300~400 纳米，内含染色体组，有 DNA、RNA 和核糖体，电镜可见到胞膜。本病原体可在鸡胚绒毛尿囊膜及卵黄囊中增殖，也能在组织或细胞培养中生长，在被感染的细胞质内可出现含糖原基质的包涵体。它的毒性更大，可以使巨噬细胞受染，侵犯淋巴结。人类是此种衣原体的自然宿主。一般是通过性交或同性恋的异常性行为感染，偶有接触患者分泌物感染者。

240. 性病性淋巴肉芽肿的流行情况怎样？

世界各地均有散在发生本病，以热带及亚热带地区多见，如南美、东南亚地区；在性病流行的地方，如在印度占性传播疾病的6%，在尼日利亚、赞比亚及卢萨卡占2%。北美国家多见于来自热带的旅游者或同性恋者。本病新中国成立前在我国并不少见，如1949年北京封闭妓院后从原1284名妓女中发现第四性病患者占28.7%。20世纪60年代该病已在我国消失，但在性病死灰复燃后，20世纪90年代初开始有可疑病例发现，但是由于缺乏特异性诊断试验方法，目前确诊病例极少。值得注意的是，目前来我国旅游者日渐增多；劳务输出到东、西非洲等国增多，很有可能把本病原体带入国内，应提高警惕。

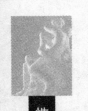 ***241.*** 感染性病性淋巴肉芽肿病原体后多长时间发病？

性接触感染后，经1~3周潜伏期，多为10~14日，亦有超过5周者发病。多见于青壮年，男女比例5：1。在男性龟头、冠状沟、包皮、阴茎上，或在女性阴唇上发生疼痛性丘疹、疱疹、水疱，继之破溃形成溃疡。

242. 性病性淋巴肉芽肿的早期皮疹有何特点？

临床上可见暗红色丘疹、水疱，开始几乎无自觉症状；丘疹逐渐增大，出现结节。疱疹原发灶一般2~3个。丘疹及结节多为1个。女性初发症状不如男性明显，如出现皮疹也很小，多在大阴唇或阴道内，单发无痛感，愈合后不留瘢痕。同性恋者的肛门、口腔亦可发生同样皮损，都是由异常性交感染的，早期皮疹不经治疗可以自愈。

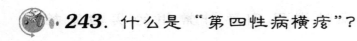

243. 什么是"第四性病横痃"？

经 1~3 周患者腹股沟部位淋巴结一侧或双侧肿痛，称为"第四性病横痃"。初起数个淋巴结孤立存在，质硬、有疼痛及压痛，继之融合在一起呈团块，有 10%~20% 的患者因腹股沟韧带将其分隔为两部分，皮肤表面呈现槽沟状，故形容为"沟槽征"。与皮肤粘连不活动，局部皮肤呈暗红色或紫红色。经 1~2 周软化破溃，排出淡黄白色浆液性或血性脓汁，形成多孔性瘘道。如同喷水壶状，可作为早期诊断依据。破溃的横痃，一般经数周至数月治愈，并遗留明显的瘢痕。少数病例横痃不破溃，自然吸收而不留瘢痕。女性并发腹股沟淋巴结炎（即横痃）者较少。当横痃发作时，全身症状明显，出现高热、寒战、头痛、盗汗、食欲不振等症状。也可出现多形红斑、结节性红斑样皮疹、肝脾肿大等。

244. 性病性淋巴肉芽肿晚期有何并发症？

（1）象皮肿：阴部或盆腔内呈慢性淋巴管炎症，致使阴茎或阴囊发生象皮肿，女性常见于大小阴唇及阴蒂，呈坚实肿胀，肥厚，阴蒂可肿大如卵。有时一侧或双侧下肢象皮肿。

（2）直肠狭窄：由于长期直肠炎和直肠周围炎症的结果，使直肠狭窄，逐渐产生排便困难，粪便如小手指或筷子粗细。肛门指检在肛门内 5 厘米处直肠壁增厚，有轮状狭窄。可以触及数量不等的肿块。采用钡剂灌肠 X 线造影可见典型直肠炎改变。

（3）少数患者肛周可继发癌变。

八、性病性淋巴肉芽肿

245. 性病性淋巴肉芽肿常用的实验室检查

方法有哪些？

（1）补体结合试验：所用抗原和鹦鹉热、沙眼衣原体感染者的抗体起不同程度的交叉反应。被检者血清滴度达1：64，或更高则有意义。

（2）微量免疫荧光试验：本试验的特异性及敏感性皆优于补体结合试验。通常滴度需大于1：512才有意义。还有衣原体培养方法，该方法对诊断有肯定意义。由于其敏感性不高及所需实验条件要求较高，一般不作为常规检查。

246. 如何正确诊断性病性淋巴肉芽肿？

凡有不洁性接触史，在其发生性接触后10～14日在外生殖器部位发生原发皮疹。2周左右在腹股沟处形成有痛性横痃、沟槽状融合的淋巴结及多发性瘘管，横痃出现时伴有发热、盗汗、头痛等症状，横痃处取活体组织行病理学检查，呈多发的星状小脓肿，或坏死灶有多核白细胞混合其中，类上皮细胞呈栅栏状环绕排列，外侧有浆细胞浸润，偶见巨细胞。血清微量免疫荧光试验有抗衣原体L1、L2、L3型的抗体，可以作出诊断。

247. 性病性淋巴肉芽肿与其他几种性病的

淋巴结炎如何区别?

表1　性病性淋巴肉芽肿与其他性病的淋巴结炎的区别

疾病种类	横痃症状	病原体	检查方法
淋病	疼痛,很少形成破溃,常同时存在尿道炎症状	淋病双球菌	革兰染色涂片、培养
梅毒	无痛,不化脓,与硬下疳并存,二期时全身淋巴结肿大	苍白螺旋体	暗视野检查、快速血浆反应素试验(RPR)、梅毒螺旋体血凝试验(TPHA)、荧光螺旋体抗体吸收试验(FTA-ABS)
软下疳	与阴部皮损同时存在,疼痛明显,淋巴结融合软化,破溃呈鱼口样溃疡	杜克雷嗜血杆菌	革兰染色涂片、培养
性病性淋巴肉芽肿	在阴部初起,皮损消退后出现横痃,痛感较轻或无痛,多数淋巴结融合成腊肠状软化破溃,形成多孔瘘道	沙眼衣原体血清型L1、L2、L3	补体结合试验、组织病理检查

248. 性病性淋巴肉芽肿需与哪些疾病相鉴别?

需与下列疾病相鉴别。

(1)阴部疱疹:在阴部、阴茎、包皮或龟头部,女性好发于大小阴唇、阴阜、子宫颈、臀部及肛周。在上述部位发生瘙痒性小红丘疹,迅速发展为群集小水疱。不经治疗1~2周可以自愈,但易再发。

（2）硬下疳：梅毒早期具有特征性的损害，龟头、冠状沟等处发生浸润性红斑，其后表面发生轻度糜烂或形成浅在性溃疡。溃疡边缘隆起，基底无脓性分泌物，表面覆有浆液及薄的纤维性膜，触之如软骨样硬度，无痛不痒。一般是单发。在硬下疳出现后数天到一周时间内，一侧腹股沟淋巴结肿大，另一侧也可在患病的过程中出现淋巴结肿大。淋巴结较硬，不融合，触痛轻，不化脓及皮肤表面无红肿热表现。下疳部位渗出液，显微镜暗视野检查可发现活动的苍白螺旋体。

（3）软下疳：初发疹为数个炎症性丘疹式小结节，周边绕以红斑，24~48 小时后形成脓疱，疱破形成糜烂面及溃疡，表面有多量脓性分泌物。伴有疼痛。同时腹股沟淋巴结肿大，破溃形成如同鱼口样的溃疡，从溃疡处的分泌物中可以检查到杜克雷嗜血杆菌。

（4）象皮肿：丝虫病可以引起阴囊、阴唇、大腿及足部象皮肿，常有乳糜尿发生。第四性病在晚期可以见到阴部象皮肿的表现，通常比丝虫病引起者症状轻，夜间 12 时查丝虫病患者的周边血液，常可以查到幼虫而明确诊断。

（5）直肠癌：主要表现为大便次数增多，粪便变细，带血液及黏液，里急后重或排便不尽的感觉。如果癌累及骶丛神经时出现剧痛，若累及前列腺或膀胱，则出现尿频、尿急、尿痛、甚至尿血。

249. 性病性淋巴肉芽肿如何治疗？

可根据病情选用下列之一药物治疗。

（1）多西环素（强力霉素）：100 毫克，每天 2 次，连服 21 天。

（2）四环素：500 毫克，每天 4 次，连服 21 天。

（3）红霉素：500 毫克，每天 4 次，连服 14 天。

（4）复方新诺明：1.0 毫克，每天 2 次，连服 14 天。

对横痃的处理，不能切开引流，否则将导致切口不易愈合。对有波动感的横痃，可以穿刺抽脓，以缓解肿胀及防止破溃。对晚期直肠狭窄的患者治疗，轻者可以做直肠扩张术；重者为了减轻或消除排便困难，甚至可以切除直肠。对包皮或阴囊象皮肿患者，可以做整形手术，凡做手术治疗的患者，必须在手术前经过全身治疗（内服药）后，待病情稳定，才能进行。

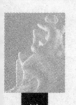
九

腹股沟肉芽肿

250. 什么是腹股沟肉芽肿?

腹股沟肉芽肿是一种慢性性传播疾病,由肉芽肿荚膜杆菌引起,此菌在感染组织中的单核细胞内表现为一卵圆形小体,称为杜诺凡小体,故本病又叫杜诺凡病。以肉芽组织增生性斑块为主要特征,好发部位为肛门、外阴处,形成无痛性溃疡,并可自身接种。

251. 引起腹股沟肉芽肿的病原体是什么?它有何特点?

本病病原体为肉芽肿荚膜杆菌,是一种细胞内微生物,革兰阴性短杆状细菌,大小为 0.6×1.5 微米,有时因多核白细胞、巨噬细胞增殖,在细胞内的空泡中可集聚 20~30 个之多,向细胞放出,故又称杜诺凡小体。由于人工培养基培养不能成功,细菌学检查极为困难。用血清学检查也不易证明。

252. 腹股沟肉芽肿是如何传播的?

除性交传播外,也能借阴虱传播,故属于慢性传染病,好发部位除阴部、股部外,还能侵犯面部、背部等位置,值得警惕。

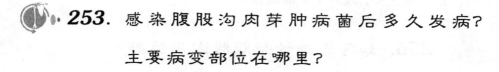

253. 感染腹股沟肉芽肿病菌后多久发病？主要病变部位在哪里？

潜伏期：8～84天不等，但多数于性接触后30天发生。损害部位：主要发生于生殖器部位如男性包皮、冠状沟、龟头、阴茎体、阴茎系带和女性的大小阴唇、阴唇系带等处。女性病损常自阴唇系带起，沿外阴向前呈"V"形发展。10%～15%的患者可累及肛周（尤其同性恋者）及腹股沟。约6%的患者可经血行或淋巴途径播散到非生殖器部位及内脏器官，如颈、鼻、口腔、四肢、胸、腹、臀、肠、肝、肾、骨髓及关节等部位。孕妇容易发生血行播散，分娩可使宫颈病变向上蔓延至宫内。

254. 腹股沟肉芽肿的皮损有何特征？

皮损形态为丘疹、水疱、脓疱等，伴有剧痒，经搔破或自破形成溃疡，溃疡面柔软，有黄色分泌物渗出，周围稍发红，表面附有浅灰白色或黄色苔，并有恶臭味，数个溃疡相融合，逐渐扩大面积，一般无自愈倾向，固定的溃疡形成块状，其溃疡底面组织增生，形成肉芽隆起。分泌物的传染性及破坏性很大，由于自身播散，该溃疡沿皮肤皱襞扩大或一方形成溃疡而向他方、向外扩展，呈蛇形，重症者阴茎、阴唇等可遭破坏，甚至达到深部组织。女性阴唇肿大时可呈象皮病样改变。

255. 腹股沟肉芽肿有哪些后遗症？

由于外生殖器的淋巴管堵塞可出现阴唇、阴蒂、阴茎、阴囊等呈假性象皮病改变，亦可因瘢痕及粘连引起尿道、阴道、肛门等处狭窄，亦可癌变及引起外生殖器残毁等。

256. 如何正确诊断腹股沟肉芽肿？

根据性接触史、临床表现（如初发生外生殖器结节，特异性的边缘隆起，牛肉红色无痛性肉芽肿溃疡）及实验室检查和病理检查可确诊。即在病变边缘部穿刺活检，或行深部切开取一小块组织，用两块玻片将标本压碎，自然干燥、甲醛固定，再用瑞特（Wright）或吉姆萨（Giemsa）染色镜检，在大单核细胞质的囊性间隙区内可见杜诺凡小体。

257. 腹股沟肉芽肿如何与其他性病相鉴别？

早期生殖器溃疡与肛门病损害应与软下疳及梅毒的硬下疳和扁平湿疣鉴别，慢性溃疡或瘢痕性病变应与性病性淋巴肉芽肿鉴别（表 2）。

表 2　腹股沟肉芽肿与性病性淋巴肉芽肿、软下疳的鉴别

病种	腹股沟肉芽肿	性病性淋巴肉芽肿	软下疳
病原体	肉芽肿荚膜杆菌	衣原体血清型 L1-L3	杜克雷嗜血杆菌
潜伏期	多在 30 天	平均 7 天	2~5 天
皮疹	结节-溃疡	丘疹，丘疱疹-溃疡	多发性表浅性溃疡
疼痛	－	－	明显
溃疡基底	肉红色污秽	－	轻、污秽
溃疡边缘	高起呈乳头瘤样	－	不齐，不陷
腹股沟淋巴结	假性淋巴结炎	瘘管，瘢痕	破溃后呈鱼口状，疼痛

258. 如何治疗腹股沟肉芽肿？

可根据病情选用下列之一药物治疗：阿奇霉素 1 克，每周 1 次；或 500 毫克，每日 1 次；复方新诺明，每日 2 次，每次 2 片；多西环素 100 毫克，口服，每日 2 次；红霉素 500 毫克，口服，每日 4 次；环丙沙星 750 毫克，口服，每日 2 次；庆大霉素 1 毫克/千克，肌内注射/静脉滴注，每 8 小时 1 次。

庆大霉素、多西环素、复方新诺明及环丙沙星禁用于孕妇及哺乳期妇女。

外科手术：主要针对形成象皮肿等导致功能障碍或功能改变的病变。

上述方案至少连用 3 周，直至皮损痊愈，同时需治疗性伴。由于该病潜伏期长，必须对其性伴进行观察、检查和治疗（包括预防性治疗）。

艾 滋 病

 **259.** 什么是艾滋病？

艾滋病是"获得性免疫缺陷综合征"（Acquired immunodeficiency syndrome，AIDS）的简称。联合国世界卫生组织（WHO）对艾滋病的定义是：由反转录酶病毒感染引起的机体免疫功能缺陷，特别是以细胞免疫功能缺陷及 T4 淋巴细胞减少为基本特征的一种继发感染，亦即以并发原虫、真菌、病毒和细菌等机会性感染及卡波西（Kaposi）肉瘤为特点的一种新型感染症。

260. 全球艾滋病流行情况怎样？

自 20 世纪 80 年代初首次报道发现艾滋病以来，世界上已有 200 多个国家和地区报告发现或流行这种病死率极高的传染病。根据联合国艾滋病联合规划署和世界卫生组织联合公布的《2012 年度全球艾滋病流行报告》，截止至 2012 年底全世界感染艾滋病病毒者 3530 万左右，其中包括 210 万 10~19 岁的青少年，迄今为止，共有 7500 万人感染了艾滋病病毒，死亡 3600 万人。2012 年，全世界新感染艾滋病病毒者 230 万人，死亡 160 万人。95%的感染者来自中低收入国家和地区，非洲撒哈拉地区是感染者最多的地区，每 20 个成人中就有一个 HIV 感染者，世界上 69%的 HIV 感染者生活在这个地区。

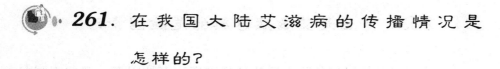

261. 在我国大陆艾滋病的传播情况是怎样的？

　　国家卫计委公布的数字显示：截至 2013 年 9 月 30 日，全国共报告现存活艾滋病病毒感染者和艾滋病患者约 43.4 万例，其中经性传播比例为 89.9%。而根据联合国驻华机构公布的数据，目前中国艾滋病病毒感染者约 84 万人，加上已经染病死亡的 24 万人，总数应该在 100 万人左右，感染人数在亚洲位居第 2 位。据全国艾滋病年度报告，病例的感染途径构成数据显示，艾滋病经性传播所占比例不断扩大。2005 年为 11.6%，到 2007 年增加到 42.3%，2009 年为 57.4%，2011 年为 80.4%，其中，同性、异性传播分别占 14.7% 和 65.7%；2013 年 1 至 9 月，经性传播比例已近九成，其中经同性传播为 20.8%，经异性传播比例为 69.1%。随着传播方式的改变，我国艾滋病疫情已由高危人群向一般人群扩散。当前艾滋病感染群体更加分散，已不再集中于吸毒人员等高危人群中。由于传播方式更加隐秘，感染涉及的人群范围更广、更分散，落实防治措施、减少新增感染的难度加大了。

262. 艾滋病病毒的主要传播途径是什么？

　　艾滋病病毒的主要传播途径有五个：①性传播，为艾滋病全球流行的首要传播途径，包括生殖器、肛门和口的性接触；②在静脉吸毒者中传播，共用毒品注射器具是一个稳定而持续增加的危险因素；③通过血液制品传播，使用单个供血者提供的全血、红细胞、新鲜冻存的血浆和血小板，或使用血库生产的血液制品均有感染 HIV 的可能；④母婴传播，约有 30% HIV-1 阳性的母亲可导致新生儿感染 HIV-1；⑤在医务人员中传播，感染 HIV 的概率很小，针刺感染的危险性仅为 0.2%。

263. 什么是艾滋病感染的危险因素？

危险因素是指增加危险人群感染艾滋病病毒的因素，现按不同危险人群来分析危险因素。

（1）男性同性恋者：性伙伴的数目和性活动的频繁程度。

（2）静脉注射毒品成瘾者：合用没有经过消毒的注射工具注射毒品。

（3）血友病患者：使用冻干浓缩血液制剂（凝血因子Ⅷ）。

（4）输血：①接受多个供血者的血液；②在艾滋病流行地区接受输血；③接受属于已知艾滋病危险人群或有 T4 细胞与 T8 细胞比例倒置的供血者提供的血液或血制品。

（5）海地人：男性同性恋者、异性性关系混乱，使用未消毒的注射工具做医疗注射，反复感染寄生虫病，过量使用抗微生物药物，营养不良。

（6）异性恋者：与艾滋病危险人群中的未患病男子有性关系的女性。

（7）婴幼儿及儿童：父亲和（或）母亲属于艾滋病危险人群。

264. 异性恋或双性恋感染艾滋病病毒的机会与同性恋一样吗？

虽然艾滋病是首先在男性同性恋者中发现，但事实上，男女艾滋病感染率的比例在非洲几乎是 1：1。在美国，男性艾滋病发病率虽然仍然高于女性，但近几年来，女性的发病率在迅速升高。世界卫生组织指出：全世界现在每分钟有两名妇女感染艾滋病病毒。因此，现在可以肯定地说，艾滋病不仅发生在同性恋，而且也发生在异性恋。不仅如此，同异性性接触而导致艾滋病病毒感染将逐步成为主要的传播途径。

265. 妇女感染艾滋病病毒的危险小于男人吗？

女性艾滋病病毒感染率和艾滋病发病率和前几年相比，已有明显升高。虽然目前仍然是男性多于女性，但由于异性恋的传播方式越来越普遍，男女差距正逐渐缩小。在艾滋病发现的初期，各种统计数字明确显示，男性感染艾滋病病毒者占绝大多数，其中主要是以男性同性恋感染并发艾滋病。而妇女感染艾滋病病毒或发病者的总数，在欧美大陆为男性发病率的 1/7 左右；另外，初始几年的统计和研究表明，男性同性恋通过性行为途径传播病毒为传染该病的主要方式。近年来，全球的妇女发病率正在逐年上升，且上升的幅度之大令人担忧，世界卫生组织艾滋病规划处主任迈克尔·默森曾经在数次公开场合大声疾呼，艾滋病正严重威胁全球妇女！另据世界卫生组织宣称，妇女感染艾滋病病毒者日益增多，每 11 名感染者中有 5 名是妇女，每分钟有 2 名妇女受到感染。世界卫生组织报告显示：中国的艾滋病人群感染的趋势正逐渐从高危人群（吸毒、卖淫、男男同性恋），转向普通人群，特别是女性流动人群更是艾滋病感染高危人群。妇女容易感染艾滋病是因为她们在性行为中比男性更容易感染艾滋病病毒，在男性患者，艾滋病病毒更容易集中在精液中，而女性的艾滋病病毒较少地出现在阴道分泌液中，病毒含量不到精液的万分之一。

266. 吸毒为什么容易感染艾滋病病毒？

吸毒是指静脉吸毒，即静脉注射毒品成瘾者，他们往往几个吸毒者凑在一起，轮流用一个未消毒的注射器和针头做静脉注射。如果针头或注射器粘有少量带艾滋病病毒的血液，未经清洗消毒又继续使用，则他们之间会造成相互感染。所以，他们之中只要有一个是艾滋病病毒携带者，共用这一套注射工具的人都可能受到感染。在美国，静脉注射毒品成瘾者是居第二位的危险人群。而我国90%以上的艾滋病病毒感染者在吸毒人群中。

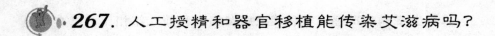

267. 人工授精和器官移植能传染艾滋病吗?

人工授精过程中，如果是用新鲜精液进行人工授精，则造成艾滋病病毒感染的可能性较经液氮冻存过的精液进行人工授精为大，有报告接受艾滋病病毒携带者提供的新鲜精液的4名妇女后来血清抗HIV抗体均转为阳性，而另外接受冻存过的精液的4名妇女，均未感染艾滋病病毒。骨髓移植、肾移植和角膜移植都可造成艾滋病病毒的感染。因此，对器官提供者，包括角膜提供者，在进行移植手术之前，都必须做血清抗体检测。

268. 艾滋病病毒会通过空气传播吗?

艾滋病病毒不能通过空气传播，即不能通过呼吸道感染。因此，与艾滋病病毒携带者或艾滋病患者同在一间教室上课，同在一个车间或办公室工作，甚至交谈，都不会受到感染的威胁。

269. 艾滋病病毒会通过消化道感染吗?

艾滋病病毒不能经由水、食品和未经消毒的餐具传播，也就是不能通过消化道感染，因此，人们出入宾馆、出入餐厅，与艾滋病病毒携带者或艾滋病患者共同进餐，均不会受到艾滋病病毒的感染。

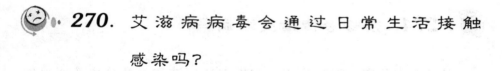

270. 艾滋病病毒会通过日常生活接触感染吗？

艾滋病病毒不能通过日常生活接触而传播，包括完整皮肤接触，如握手、拥抱，甚至公共淋浴；接触带病毒者或患者用过的衣物，也不会受到感染。与艾滋病患者一般的交往，如到各地旅游度假，甚至照顾和护理艾滋病患者，只要遵守预防艾滋病的卫生规则，是不会有感染的危险的。

271. 职业性的接触会感染艾滋病吗？

通过职业性接触感染艾滋病的概率相当小，几个大样本的研究显示，在经针刺等接触阳性血液后，感染 HIV 的危险性仅为 0.2%。经黏膜暴露感染 HIV 的危险性更低，但有病例报道。

272. 艾滋病病毒会通过动物传播吗？

近年的研究表明，除某些猴类外，所有其他动物，包括各种家养宠物（如猫、狗等）在内，都不会携带艾滋病病毒，因此，艾滋病也不能通过动物咬伤或抓伤而传染。

273. 游泳会传播艾滋病吗？

在天然水域中游泳，如江河湖海，当然不可能被传染。如果与艾滋病病毒感染者在同一游泳池游泳，感染的可能性不大。但皮肤、黏膜有伤口者应慎重。

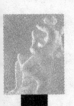

274. 接吻会传播艾滋病吗?

从唾液中分离艾滋病病毒，阳性率比尿液和乳汁分离要明显地高，但比从血液细胞中分离病毒阳性率和浓度都明显地低得多，唾液是否能传播艾滋病这个问题，也各言其是，大多数认为还不能肯定，但从理论上来说有感染 HIV 的可能。一般礼节性的吻没有危险。深吻时接触时间长，如果牙龈、舌或口腔黏膜有血液、组织液渗出，病毒可通过黏膜或舌头的破损处进入，有报道两名儿童通过共用牙刷而传染了艾滋病。

275. 口交会传播艾滋病吗?

答案是肯定的。在"第七次反转录病毒和机会性感染大会"上发言的研究人员说，在一项对 102 名新近感染艾滋病病毒的同性恋和双性恋男子可能的传播方式的研究中，8% 的感染是由于进行了没有保护的口腔性交。口交传播艾滋病病毒并不需要一个破裂的伤口或出血的牙龈，因为"极小的口子和擦伤就可能成为病毒进入的门户。"我们强烈建议，只有在采取某种保护措施的情况下，才可进行口交。必须在勃起的阴茎上戴上安全套，或在女人的阴部放上一个薄的橡胶膜或"屏障"。

276. 献血者在献血过程中会得艾滋病吗?

献血时，参加采集血液的卫生保健人员都受过预防疾病传播技术的训练。所有器械（包括针头和采血装置）都是新的、一次性的、消过毒的。因此，献血员通过献血获得艾滋病的危险性是不存在的。

277. 坐式马桶能传播艾滋病吗？

　　艾滋病病毒感染者或艾滋病患者坐马桶时，将含病毒浓度高的血滴在马桶坐圈上，只要不干，在室温中可活 96 小时。如果健康人接触了这种血滴，皮肤上有破损，病毒可由此进入，遇到淋巴细胞便可不断复制。含病毒浓度低的血液，经自然干涸也可活 2 小时。故坐式马桶有可能传染艾滋病。

278. 感染了艾滋病病毒的母亲能给婴儿喂奶吗？

　　喂奶传播艾滋病病毒的病例虽然报告不多，但确实已有发生。例如，母亲怀孕时血清抗 HIV 抗体阴性，分娩时输入艾滋病病毒感染者的血液，她们通过喂奶将艾滋病病毒传给婴儿，从母亲的乳汁中确实曾分离出艾滋病病毒，所以喂奶是可以传播艾滋病的。故准备喂奶的母亲最好先检查血中抗 HIV 抗体，阴性后再喂。但如果缺乏安全有效的代乳品，那么，不喂奶的危险远远超过感染艾滋病病毒的危险，因为婴儿会因营养不良而死亡，所以世界卫生组织仍然鼓励感染了艾滋病病毒的母亲给婴儿喂奶，尤其是在非洲等贫困地区。

279. 儿童为什么也会感染艾滋病？

　　大多数婴儿感染艾滋病病毒或患艾滋病都是母胎或母婴传播的结果。80% 的儿童感染来源于母亲，20% 则可能来自输血或其他血制品。目前，全球受艾滋病病毒感染的婴儿和儿童数目超过 330 万，他们中的 90% 在发展中国家。

280. 哪些因素影响艾滋病的母婴传播？

约有 30% HIV-1 阳性的母亲可导致新生儿感染 HIV-1，母婴传播的影响因素包括母亲艾滋病的临床表现、母体艾滋病病毒的负荷情况以及母亲机体的免疫状态等，母亲的临床病变越重，体内 CD4$^+$越低，则胎儿越易感染艾滋病病毒。母亲并发机会性感染或其他疾病，特别是性病都会增加母婴垂直传染的机会。

281. 艾滋病是由什么引起的？

艾滋病是由艾滋病病毒所引起的，它又名人类免疫缺陷病毒（human immunodefiency virus），简称 HIV，是引起艾滋病的病原体。它是一种反转录酶病毒，简称反转录病毒（RV）。这类病毒通过宿主正常细胞的表面特异受体而进入细胞内，释放出 RNA，借助与 RNA 的 DNA 聚合酶（即反转录酶）的作用而产生脱氧核糖核酸（DNA），掺入所寄生细胞的基因组，进行复制和繁殖，然后从寄生的细胞中脱出，再侵入其他细胞，破坏这些细胞并导致进行性免疫功能下降。

282. 艾滋病病毒携带者与艾滋病患者有何

区别？

正常人感染了艾滋病病毒后，大多数人开始并不感觉自己有病，血清中也检测不出抗体，这段时间称为窗口期，一般为两周至四周，长的可达一个半月以上，然后进入无症状期，此期由几个月至十几年不等，血清中开始检测出抗 HIV 抗体。从艾滋病病毒侵入人体，经过窗口期和无症状期，到艾滋病综合征出现前这段过程叫做艾滋病病毒感染（HIV 感染），被感染的人称为艾滋病病毒携带者（HIV 携带者）或感染者。而艾滋病综合征出现后则称为艾滋病患者。

283. 艾滋病病毒有多少种？

人类艾滋病病毒分为 HIV-1 和 HIV-2 两型，两型的核酸序列的同源性为 55%~60%。HIV-2 型目前主要流行于西非、安哥拉、莫桑比克，HIV-1 则广为分布于世界各地。当前大部分有关艾滋病的知识都是由研究获得的。在大部分国家中，人们所指的艾滋病病毒都是指HIV-1。HIV-2 与 HIV-1 不完全相同的是母婴传播较少，由 HIV-2 携带者发展成为艾滋病患者的进程不如 HIV-1 携带者的发展那么快，病例也少些。一般诊断 HIV 感染的血清学试验用 1 型，只有在可疑 HIV感染和 1 型试验阴性时，要用 2 型诊断试验复试。

284. 艾滋病病毒的起源是什么？

艾滋病可能起源于非洲。有人从非洲绿猴的末梢血液中检出与人类艾滋病病毒极为相似的病毒。由于绿猴咬伤居民和游客，将猴艾滋病病毒传给居住在扎伊尔金沙萨的海地人，再由移居美国的海地人将病毒带到美国，随后又传播到欧洲。病毒在感染人体的过程中发生突变，进化成为人类的艾滋病病毒。

285. 艾滋病病毒侵入人体后隐藏在什么
部位？

艾滋病病毒在侵入人体的初期，集中在人体免疫系统的关键部位淋巴结中，它们在淋巴结中并不是销声匿迹地休眠，而是十分活跃地进行着复杂的活动。最容易被艾滋病病毒感染的宿主细胞是 T4 淋巴细胞；其他细胞如巨噬细胞、单核细胞、血管内皮细胞、B 淋巴细胞、脑细胞或肠黏膜细胞等也可以被感染。艾滋病病毒一旦侵入 T4 淋巴细胞，就不断地复制繁殖，破坏所寄生的细胞，直到越来越多的淋巴细胞被感染，导致整个免疫系统崩溃，使患者丧失抵抗力，即使是感染致病力很弱的微生物，也能置患者于死地。

286. 艾滋病病毒通过什么途径进入正常淋巴细胞？

艾滋病病毒必须通过细胞表面的特异性受体才能进入细胞内。晚近的研究表明，正常淋巴细胞表面有两个艾滋病病毒的特异受体，即 CD4 和 CD26。当艾滋病病毒的表面抗原 gp120 与淋巴细胞表面的 CD4 分子相结合时，艾滋病病毒即附着在淋巴细胞的细胞膜上。而 CD26 分子则是艾滋病病毒入侵的"入口处"，二者缺一不可。否则艾滋病病毒就无法侵入细胞，只能游离于细胞外；而这种处于游离状态的艾滋病病毒比进入细胞者容易消灭得多。

287. 艾滋病病毒为什么能破坏淋巴细胞？

艾滋病病毒的外壳是脂溶性的糖蛋白 gp120，内核包含艾滋病病毒的基因，它是艾滋病病毒的表面抗原。当 gp120 与淋巴细胞表面的受体 CD4 分子相结合时，艾滋病病毒即附着在淋巴细胞的细胞膜上，通过"入口处"CD26 分子而进入细胞。借助于反转录酶的作用产生，掺入寄生细胞的基因组，进行复制和繁殖。T4 淋巴细胞感染艾滋病病毒 1~2 周后出现细胞病变，形成典型的融合巨细胞，并释放大量的病毒，造成 T4 淋巴细胞的死亡。T4 淋巴细胞死亡的增多导致整个免疫系统破坏，造成后天的免疫缺陷。

288. 艾滋病病毒感染后多长时间会发病?

从感染艾滋病病毒到出现临床症状一般为 2~4 周,最短的可以仅为数天,长的可达一个半月以上。临床症状可以持续 1~2 周,除少数患者持续表现出疲劳、淋巴结病之外,绝大多数临床症状可自行消失,主要表现为发热、淋巴结炎、咽炎、斑丘疹、肌肉酸痛、关节痛、血小板及血细胞计数下降等。但常常因为艾滋病病毒感染者说不清确切的感染时间,所以潜伏期就只得从出现前驱症状或血清抗 HIV 抗体阳性算起,一般由几个月到几年。而真正的潜伏期一般为 1~20 年,平均 10 年。各人群和各个个体也有差别:由输入污染的血液或注射污染的血制品而感染的,一般潜伏期为 4.5 年;同性恋者约为 3 年。

289. 艾滋病病毒感染窗口期有多长时间,有什么意义?

窗口期一般为 2 周至 3 个月,有极少数人可长达 6 个月。如恰逢在窗口期做 HIV 抗体检测,结果可呈"阴性",但其血中已有病毒,可以传染给别人。

290. 为什么有长期感染 HIV-1 而不发病的患者?

大多数患者从感染 HIV-1 到出现临床症状或进一步发展为艾滋病的潜伏期约是 10 年,有 5% 左右的 HIV-1 感染者没有任何临床症状,且维持正常免疫状态达 10 年以上,称之为感染 HIV-1 的长期生存者。有学者针对这类患者研究其体内的病毒学和免疫学特征,发现长期感染 HIV-1 的生存者体内所发现的病毒远较感染 HIV-1 后急速出现症状的患者体内所含的病毒量低，实验还显示了长期生存者体内的病毒毒力相对较低。但这些患者的 CD4 T 淋巴细胞并未显示对 HIV-1 的抗拒能力，相反的，CD8 T 淋巴细胞具有抑制 HIV-1 复制的能力；同时这组患者体内存在有高浓度的中和 HIV-1 抗体。

291. 急性感染者体内 HIV-1 有何特点？

有学者对 HIV-1 急性感染者进行了详细的研究，发现其 HIV-1 的共同特征是：①具有嗜巨噬细胞的表现型，在 T 细胞中不能产生合胞体。此发现对开发艾滋病疫苗具有重要的指导意义。目前已有的艾滋病疫苗都是根据 HIV-1 的另一种表现型特征即嗜 T 淋巴细胞性并产生合胞体而设计的，临床试验显示这些疫苗均不能有效地预防 HIV-1 的传播。②其基因序列具有高度的同源性。说明 HIV-1 是选择性地通过性传播，且进一步发现细胞中的 HIV-1 比细胞外的 HIV-1 更易被传播。

292. 艾滋病患者发病前有无前驱症状？

有前驱症状。主要是原因不明的发热、淋巴结病、体重减轻、腹泻、鹅口疮和乏力；还可能有精神方面的表现，如表情淡漠和抑郁，偶有性欲减退和阳痿。CD4 选择性减少，CD8 正常。CD4 淋巴细胞减少导致 T4（辅助性 T 淋巴细胞）与 T8（抑制性 T 淋巴细胞）的比例降低（CD4/CD8<1），这种比例的降低可作为免疫缺陷的标志。这个时期血清开始测 HIV 抗体。

293. 艾滋病患者的临床表现有哪些？

临床表现分为以下几个阶段。

（1）急性感染期：可出现全身疲倦、肌痛、低热、淋巴结肿大、盗汗和多汗，偶尔发生皮疹、头痛、关节痛，个别人发生急性中枢神经系统病变、脑膜炎或外周神经病变。持续 1~2 周而自愈。急性症状出现之初，血清抗体阴性，症状消退时，血清抗 HIV 抗体开始转为阳性。

（2）无症状持续带毒期：绝大多数艾滋病病毒携带者开始时都没有任何症状，长短因人而异，经过数月至数年。偶尔有对称性的淋巴结肿大和持续疲劳，血清中能检测出 HIV 抗体。这些患者是最主要的传染源。

（3）艾滋病相关综合征（AIDS-relatedcomplex，ARC）：持续性淋巴结肿大，长期发热，体重明显减轻，持久性腹泻，口腔毛样白斑，口腔鹅口疮以及毛囊炎、疱疹、隐球菌感染、传染性软疣、湿疣、牛皮癣、真菌感染等皮肤病。一般经半年到 1 年发展成艾滋病。

（4）艾滋病病变期：此后，患者进入艾滋病病变期。各种症状逐渐发生，慢慢发展，日趋严重，如日渐消瘦，疲惫乏力；接着发生各种机会性感染和恶性肿瘤，或者中枢神经系统感染。患者常于半年至一年死亡，常死于肺孢子菌肺炎、卡波西肉瘤或中枢神经系统感染。

294. 艾滋病有哪些特异性症状和体证？

（1）关键症状或病症：如卡波西肉瘤、卡氏肺孢子菌肺炎、弓形虫脑炎、食管念珠菌病、巨细胞病毒视网膜炎。

（2）特殊症状或病症：如鹅口疮、毛发白斑病、隐球菌性脑膜炎、粟粒性结核、带状疱疹、严重的痒疹、高分化 B 细胞结外淋

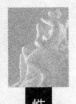

巴瘤。

（3）相关症状：如体重减轻、发热、腹泻、溃疡、咳嗽 1 个月以上，神经病学的主诉或症状，全身淋巴结病变，药物反应，皮肤感染。症状或病症越列在前，诊断艾滋病的特异性越高。

295. 艾滋病的指示性症状或体证是什么？

这是一种较简易的指示性症状诊断法，提示全身各系统中与艾滋病有关的症状，较适用于基层保健诊所。在以下类别中具有指示性症状达 3 项或以上者，说明很像有症状的 HIV 感染。项数越多，诊断可能性越大。

（1）皮肤：如严重痒疹，生殖器或肛门溃疡持续 1 个月以上，脂溢性皮炎，带状疱疹，严重或复发性皮肤感染，浅蓝色皮肤肿瘤。

（2）胃肠道：鹅口疮，吞咽困难或疼痛，腹泻 1 个月以上。

（3）神经系统：头痛，癫痫发作，颈项强直，失去知觉或不能运动。

（4）呼吸系统：咳嗽 1 个月以上，呼吸短促。

（5）全身：发热 1 个月以上，体重减轻达基础体重 10% 以上，有 3 处或以上淋巴结肿大，身体长期不适或疲劳。

296. 什么叫做机会性感染？

机会性感染是指一些侵袭力较低、致病力较弱的病原体，在人体免疫功能正常时不能致病；但当人体免疫功能下降，则为这类病原体造成了感染的机会，它们乘虚而入，侵入患者体内，导致各种传染病。艾滋病病毒感染人体后，破坏人体的细胞免疫功能，使患者的抵抗力降低，由于多种病原体的侵袭而造成机会性感染。本来抵抗力降低了的艾滋病患者，再加上机会性感染，有如雪上加霜，因而成为艾滋病患者死亡的主要原因。

 ### 297. 艾滋病患者为什么易患肺炎?

卡氏肺孢子菌（旧称卡氏肺囊虫）肺炎是欧美艾滋病患者中最常见的机会性感染，感染率将近60%，常导致死亡。正常人可有卡氏肺孢子菌的隐性感染，但多不表现症状，感染了艾滋病后抵抗力下降，则发生卡氏肺孢子菌肺炎。其临床表现有呼吸困难、缺氧、胸痛，胸透呈弥漫性浸润。患者常因患肺孢子菌肺炎住院，通过检查发现艾滋病。患者多起病较急，病程10天至1个月，数周内死于呼吸衰竭。少数患者起病较缓，体重减轻、发热、咳嗽、气短、缺氧、呼吸加快。治疗及时的病例，可以治愈。本病可以抗疟药物治疗。

298. 艾滋病有哪些常见的机会性感染?

艾滋病患者常见的机会性感染有卡氏肺孢子菌肺炎，平均感染率几乎达60%；隐孢子虫引起的慢性消耗性腹泻，蓝氏贾第鞭毛虫引起的脂肪痢；刚地弓形虫脑炎和脑脓肿；人乳头瘤病毒、巨细胞病毒、单纯疱疹病毒、EB病毒和带状疱疹病毒引起的感染。

299. 什么是艾滋脑病?

艾滋病患者70%~80%有中枢神经和末梢神经两方面的症状，这些症状可以由继发的机会性感染或肿瘤引起，也可由艾滋病病毒本身直接引起，这种脑部疾患称为艾滋脑病。其原因是巨噬细胞、神经胶质细胞等具有与T4淋巴细胞共同的表面受体，因此，艾滋病病毒也可侵犯脑组织，导致艾滋脑病。艾滋脑病患者占死亡病例的75%。

300. 艾滋病患者为什么易患恶性肿瘤？

艾滋病患者自身免疫力极低下，这可能与其易患恶性肿瘤有关。最常见的肿瘤是以下三种。

（1）卡波西肉瘤（KS）：发生率 20%～30%，是艾滋病患者死亡的重要原因之一，病变为多发性，首先出现于下肢皮肤，呈硬结状，稍微隆起，逐渐向四周扩大，呈紫红色，好发部位是皮肤和上消化道的黏膜淋巴结周围，以后侵犯肝、脾、脑、肺、胰和睾丸。一般发病后半年至 1 年死亡。

（2）B 细胞淋巴瘤：发生率为 5%～10%，有人报道：艾滋病毒不但侵犯淋巴细胞，破坏免疫系统，而且还激活原本处于休眠状态的致癌基因，直接导致癌症的发生。

（3）皮肤黏膜鳞癌：发生率 1%～2%，与人类乳头瘤病毒感染有关，发生在艾滋病患者的口腔和肛门附近。

301. 患艾滋病的妇女在机会性感染和并发症的发生方面，与男性有什么不同？

（1）比男性 HIV 感染者更容易发生贫血。

（2）卡波西肉瘤发生率为 1%，男性为 3%。卡氏肺孢子菌肺炎的发病率较男性艾滋病患者低。

（3）发生下生殖道感染的机会较多，如生殖器疱疹、念珠菌或滴虫性阴道炎和盆腔炎等。

（4）泌尿道感染亦较男性 HIV 感染发生多。

（5）妇女乳头瘤病毒感染的宫颈发育不良较常见，并易发生宫颈癌。

302. HIV/AIDS 感染妇女中、晚期可能并发
的妇科疾病有哪些？

（1）外阴阴道感染：念珠菌感染常发生在疾病早期，每年可以发作多次，或间歇性加重。单纯疱疹病毒感染较常见，不仅侵犯外阴部，还影响阴道及肛门，呈顽固性，易复发。

（2）盆腔炎症性疾患：盆腔炎症疾患常累及输卵管、子宫、宫颈。各种病原菌均可引起盆腔感染，包括沙眼衣原体、淋病双球菌等，特别是结核性输卵管、卵巢脓肿易见。

（3）子宫颈上皮肿瘤：感染 HIV 的妇女在子宫颈上皮内肿瘤的发病率要比正常的妇女为高，估计为 10：1，人乳头瘤病毒感染在致病方面起着重要作用。

（4）月经功能：可发生月经过多、过少和闭经等。

303. 儿童患艾滋病有何特殊表现？

体重不增，营养不良，发育异常、畸形；74% 的患儿有全身淋巴结肿大、肝、脾肿大、腮腺肿大等；肺部病症：最常见的是卡氏肺孢子菌肺炎，此外还有淋巴间质性肺炎和肺淋巴样增生；慢性腹泻；神经系统损害引起的脑病；血小板减少；黏膜皮肤感染；机会性感染（败血症、中耳炎、蜂窝织炎等）；恶性肿瘤等。

304. 儿童艾滋病如何诊断？

存在以下至少 2 条主要症状及 2 条次要症状及体征，并排除免疫缺陷所引起的其他原因，即可诊断儿童艾滋病。

（1）主要症状体征：体重减轻或生长异常缓慢；慢性腹泻持续 1

个月以上；长期发热 1 个月以上。

（2）次要症状和体征：全身淋巴结肿大；口、咽部念珠菌感染；反复发作的常见耳部、咽部感染；持续性咳嗽；全身性皮炎；证实母亲有 HIV 感染。

305. 诊断儿童艾滋病需排除的特殊情况是什么？

原发性免疫缺陷疾病，如中性粒细胞减少症、免疫球蛋白缺乏症等；继发性免疫缺陷病，如与免疫抑制有关的淋巴网状细胞瘤等。

306. 儿童艾滋病的实验室诊断特点是什么？

CD4 细胞计数、CD4 细胞百分比因年龄不同而有不同的范围。

HIV 阳性母亲分娩的新生儿都携带母亲的抗体，在 18 个月龄以后，小儿体内携带的来自母亲的抗体消失，因此，此时如果检测阴性，说明未感染，阳性说明受到 HIV 感染。

307. 艾滋病病毒携带者是否一定会成为艾滋病患者？

据最近的报道，90% 以上的艾滋病病毒携带者最后都将转变为艾滋病患者，只有极少数长期存活。有小部分人早在 20 年前就已经证实为艾滋病病毒携带者，却存活至今，除了血清抗 HIV 抗体阳性以外，没有出现任何临床症状，各种免疫功能也都正常，他们今后会不会发展成为艾滋病患者，还有待进一步观察。

308. 艾滋病患者的死亡原因是什么？

艾滋病患者的死亡92%与机会性感染有关。因为它们不同于一般的传染病，病种庞杂，临床表现多种多样，常被误诊或耽搁而得不到及时治疗。加之机会性感染疗程长，疗效欠佳；即使有疗效，病情可以好转，但很难根治，患者仍继续携带病原体，而且不断排出，同时也不断复发，它本身又可抑制免疫机制，而免疫力低下又加重机会性感染，形成恶性循环。直接死亡原因最常见的是肺孢子菌肺炎、中枢神经系统感染和卡波西肉瘤。

309. 如何确定是否感染了艾滋病病毒？

凡是怀疑可能感染艾滋病病毒的人，应该去有条件的医疗单位做艾滋病病毒的血清学检查，主要是检测抗 HIV 抗体。抗 HIV 抗体是在感染艾滋病病毒后 4~12 周逐渐形成的，可用酶联免疫吸附法（ELISA）、免疫印迹法（Western Blot）和间接免疫荧光标记测定法（IIF）检测艾滋病病毒的抗体，HIV 感染的常规顺序是：用酶联免疫吸附法做首次测定，若为阳性，再用酶联免疫吸附法同时测双份同样标本，若仍阳性，再做免疫印迹法或间接免疫荧光标记测定法，取得阳性结果后才能确认为 HIV 感染。

310. 发现 HIV 阳性后应做哪些检查？

凡 HIV 感染者一旦证实 HIV 抗体阳性后应进一步进行以下 12 个方面的检查，作为基线的资料：①T 淋巴细胞亚群的监测；②全血计数（CBC）细胞分类；③血小板计数；④葡萄糖-6-磷酸脱氢酶（G6PD）筛检；⑤弓形虫血清学试验；⑥腮腺炎及念珠菌抗体测定；

⑦快速血浆反应素试验；⑧乙型肝炎抗原抗体检测；⑨巨细胞病毒（CMV）抗体测定；⑩扩瞳眼底检查；⑪对吸烟者进行 X 线胸片检查；⑫阴道细胞涂片检查。

311. 什么时候检查 HIV 抗原和 HIV 抗体？

如果艾滋病病毒携带者感染的病毒量很大，病毒繁殖很多，在潜伏期中（包括部分窗口期）就可以检查 HIV 抗原，作为急性感染病例早期诊断的依据。但是，如果感染的病毒不多，病毒在体内繁殖量也小，而且还可能被机体产生的抗体中和，这样，在潜伏期内就测不出抗原，因而不能对急性感染作早期诊断。感染艾滋病病毒后 4~12 周开始出现抗体，这时窗口期结束，HIV 抗原被大量的 HIV 抗体中和，因而测不出来；所以在潜伏期中，检查抗 HIV 抗体，可以诊断艾滋病病毒携带者。潜伏期结束时 HIV 抗原急剧上升，说明体内的艾滋病病毒的复制加快。这时艾滋病的临床症状和体征相继出现，因此，在潜伏期中，定期检测 HIV 抗原水平，可以及早发现艾滋病患者，并作为药物治疗中疗效考核及预测艾滋病患者的转归的依据。

312. CD4 计数的临床意义是什么？

（1）用于 HIV 感染者的疾病分期：凡 $CD4^+T$ 淋巴细胞计数小于 200/立方毫米或 $CD4^+T$ 淋巴细胞的百分比小于 14% 的 HIV 感染者可归入艾滋病。

（2）判断 HIV 感染者的临床合并症：各种机会性感染与 $CD4^+T$ 淋巴细胞有相关性，如 $CD4^+T$ 淋巴细胞少于 200/立方毫米时，很容易发生卡氏肺孢子菌肺炎；而巨细胞病毒感染和鸟分枝杆菌感染常发生于 $CD4^+T$ 淋巴细胞少于 50/立方毫米的患者，极少见于 $CD4^+T$ 淋巴细胞多于 100/立方毫米的患者。

（3）帮助确定抗 HIV 药物治疗及机会性感染预防性治疗的适应证。例如，当 CD4+T 淋巴细胞少于 200/立方毫米时，应给予抗卡氏肺孢子菌肺炎的预防性治疗。

（4）抗 HIV 药物疗效的重要判断指标。

313. 艾滋病病情进展的标志是什么？

（1）T 淋巴细胞：作为预测疾病进展的 T 细胞检测包括 CD4 细胞绝对计数、CD4 百分比和 CD4/CD8 比值。三者中任何一项明显降低都预示由无症状 HIV 感染进展为艾滋病的危险性增高，CD4 百分比的临床意义略高于 CD4 绝对计数。

（2）β_2 微球蛋白（β_2M）和新蝶呤：淋巴细胞活化和破坏增加可使血清 β_2 微球蛋白水平升高，后者与 HIV 感染者进展为艾滋病危险性增高密切相关。新蝶呤为巨噬细胞的一种产物，反映免疫系统活化和预示 HIV 疾病进展。

（3）P24 抗原：P24 为 HIV 复制时产生的核心抗原，感染早期产生的中和抗体常致血清 P24 水平降低至无法测出，但疾病晚期由于中和抗体产生减少和（或）P24 产生增加而呈 P24 检测阳性。不论 T 细胞和 β_2 微球蛋白水平如何，P24 可独立预示疾病进展。

314. 检测血液中的 HIV 抗原和 HIV 抗体对监测艾滋病的病程有帮助吗？

从抗体的产生，抗原减少到出现艾滋病临床症状伴有血液中抗原量明显增加，这一潜伏期的长短，因人而异。潜伏期中可以没有任何症状，但感染者体内的病毒繁殖量是上下波动的，T4 淋巴细胞的数目也上下增减；如果病毒复制明显加快，HIV 抗原水平急剧上升，T4 淋巴细胞计数显著下降，接着就发展成艾滋病，临床表现逐渐明朗，病情日趋恶化。因此，HIV抗原的定期检测和T4淋巴细胞计数可以及时发现艾滋病患者。还可以从艾滋病病毒感染者末梢血中取少量淋巴细胞或血浆与正常淋巴细胞一起培养，定期检测培养孔中的病毒抗原，经过统计学处理，可以测出体内艾滋病病毒的水平，定期记录结果，可用来观察药物治疗中的疗效以及病情发展的随访数据，作为预测艾滋病患者转归的依据。

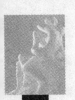

315. 不抽血能查出艾滋病病毒吗？

能。现在已经证明用尿液代替血液来检测其中的抗HIV抗体，可以获得与检测血液相近的结果。美国NBA最著名的球星魔术师约翰逊，就是通过检测尿液而证实感染了艾滋病病毒的。日本研制成功了用尿或唾液代替血液来检测艾滋病病毒的新方法。尿液中的抗HIV抗体的含量不到血液中含量的五千分之一。而用新方法检测尿液和唾液来检测艾滋病病毒抗体，准确率达100%。其灵敏度比普通的血液检测法高数百至4000倍，为艾滋病病毒携带者的早期诊断带来福音。

316. 什么是艾滋病病毒感染的口腔表证？

口腔症状是艾滋病病毒感染者的重要诊断指征之一，而且多出现在发病的初期。1992年9月，WHO艾滋病口腔表征研究协作组制订了统一的分类和诊断标准，主要包括以下各类：①红斑型及伪膜型白色念珠菌病；②毛状白斑；③牙龈线性；④坏死性牙龈炎；⑤坏死性牙周炎；⑥卡波西肉瘤；⑦非霍奇金淋巴瘤。

317. 哪些病容易与艾滋病相混淆？

（1）艾滋病表现的发热、消瘦、疲乏和无力等需与其他传染病、自身免疫病、结缔组织病及血液病中某些类似症状相鉴别。

（2）淋巴结肿大，应同卡波西肉瘤、霍奇金病、淋巴瘤等相鉴别。近年来在同性恋中出现的良性性病性淋巴结综合征更容易与艾滋病的淋巴结肿大混淆。

（3）皮肤病变。

（4）性病，如梅毒、淋病、软下疳等。

（5）单核细胞增多症和其他免疫抑制病的免疫学和血液学变化需与艾滋病鉴别。

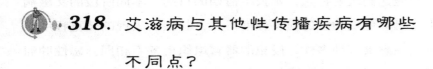

318. 艾滋病与其他性传播疾病有哪些不同点？

（1）艾滋病不及其他性传播疾病常见。

（2）潜伏期长。

（3）主要侵犯人体免疫系统。

（4）目前尚无法治愈。

（5）艾滋病患者男多于女。

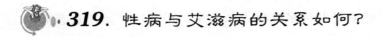

319. 性病与艾滋病的关系如何？

性病和艾滋病存在密切关系。性病可以促进艾滋病的传播，性病的存在大大增加感染 HIV 的可能性，原因如下：①患上性病将破坏上皮细胞的连续性，如梅毒、软下疳、生殖器疱疹使生殖器溃疡，为 HIV 入血达到淋巴细胞创造了条件；②淋病、非淋菌性尿道炎或宫颈炎、滴虫性阴道炎等使局部发生炎症，可增加免疫细胞，特别是淋巴细胞、巨噬细胞等在感染部位的聚集；使 HIV 的靶细胞增多，增加性病患者对 HIV 的易感性；③性病引起的炎性反应和病损部位的渗出液增强 HIV 经生殖器分泌物的排放，因而使同时感染了性病和 HIV 的

患者更具传染性；④患有性病将使感染 HIV 的危险性增加 1.5～18.2
倍；⑤治疗性病可以有效地控制艾滋病。治疗性病能减少生殖道分泌
物 HIV 含量从而降低艾滋病病毒感染率。

320. 艾滋病能治愈吗？

到目前为止，还没有根治艾滋病的药物，也没有保护免疫系统免
遭艾滋病病毒攻击的药物。因此，当前临床对艾滋病患者采取的综合
性治疗，只能达到缓解症状，延长生命期的目的。不同阶段的艾滋病
患者，由于机体免疫功能的损害程度不一，其症状表现的轻重程度也
不同。机会性感染多种多样，侵犯的器官组织也各不相同。恶性肿瘤
的好发部位也很广泛。因此治疗方案应根据患者的具体情况酌情
采用。

321. 如何治疗艾滋病？

艾滋病诊断明确后，可针对三方面进行治疗：①抑制反转录病
毒；②使用免疫增强剂；③治疗机会性感染。

艾滋病病毒感染早期许多症状尚未发生，可采取一定措施预防并
发症，如用异烟肼预防结核，新诺明预防卡氏肺孢子菌肺炎，注射乙
型肝炎、流感疫苗或肺炎球菌、b 型流感杆菌疫苗进行免疫。使用抗
反转录病毒药物可延缓病程发展。

322. 抗 HIV 的药物有哪些种类？

（1）核苷类反转录酶抑制剂（NRTI）：①齐多夫定 Zidovu-dine
（AZT 或 ZDV）；②地丹诺辛 Didanosine（ddl、Videx）；③扎西他滨
Zalcitabine（ddc）；④司他夫定 Stavudine（d4T）；⑤拉米夫定 Lami-

vudine（3TC）；⑥阿巴卡韦 Abacavir（1592U89Ziagen）。

（2）非核苷类反转录酶抑制剂（NNRTI）：①奈韦拉平 Nevirapine；②地拉韦啶 Delavird；③依非韦伦 Efavirene。

（3）蛋白酶抑制剂：①沙奎那韦 Saguinavir；②茚地那韦 Indinavir；③利托那韦 Ritonavir；④奈非那韦 Nelfinavirr；⑤安普那韦 Amprenavir。

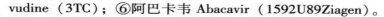 323. 抗病毒治疗的时机如何掌握？

何时开始实施高效抗反转录病毒治疗，目前没有绝对正确的意见。早期治疗的益处和危险性分述如下。

（1）潜在的益处：①及早控制病毒复制和变异，明显降低体内病毒载量；②防止免疫损伤的进展；有利于维持或重建正常的免疫功能；③推迟 AIDS 的发展，从而延长寿命；④减少由于复制过程中病毒选择生长而产生耐药突变株的危险。

（2）潜在的危险性：①由于长期用药后，药物的毒副作用和服药所带来的不便影响生活质量；②早期发生耐药现象，并导致将来用药受限；③尚不清楚长期用药对免疫功能的影响；④因药价昂贵长期用药不胜负荷。

324. 国际上治疗艾滋病的主要方法是什么？

20 世纪 80 年代初，世界上尚无一种可有效治疗艾滋病的药物，绝大多数艾滋病患者在发病后 1～2 年内死亡，艾滋病被称为"不治之症"。1987 年，美国率先开发出对付艾滋病病原体（HIV 病毒）的新药"齐多夫定"（AZT）。此后，十几年来国外已先后开发出一二十种抗 HIV 新药。大多数患者经抗艾滋病药物的"鸡尾酒疗法"治疗后，大大延长了存活期。不久前，欧洲医学联合会提出的艾滋病临床治疗原则是：当 HIV 阳性患者体内的 CD4 计数下降至 350/立方毫米时，即可开始进行药物治疗。此外，所有 HIV 阳性患者一旦出现免疫受损症状，应立即给予药物治疗（不论是否进行过 CD4 检测）。鉴于艾滋病症状的复杂性，原则上不可单独使用一种抗 HIV 药物，最好使用两种不同的核苷类反转录酶抑制剂（如齐多夫定、拉米夫定、司他夫定、扎西他滨、双脱氧肌苷等）加上一种（或两种）蛋白酶抑制剂（如英迪那非、里托那非等），配伍组成复方让患者服用。此外，医生最好经常变换药物组方，以免患者产生耐药性。国外一种常用的抗肿瘤药物羟基脲目前已广泛用于艾滋病的辅助治疗。白细胞介素-2可提高艾滋病患者体内的 CD4 细胞数量，促进免疫系统功能的修复。另外，美国正在进行临床试验的抗艾滋病新药是一种低毒性高效蛋白酶抑制剂，将其与现有抗 HIV 药物（如里托那非）加工成复方口服胶囊，不仅治疗艾滋病疗效显著，还能降低药物毒副作用。

325. 齐多夫定是治疗艾滋病的特效药吗？

齐多夫定（AZT）的作用是抑制艾滋病病毒的反转录酶的活性，对艾滋病病毒的增殖有较强的抑制作用，减少血浆 HIV-1 P24 抗原，暂时增加 CD4 细胞，延长进行性疾病患者的存活期，减少早期患者疾病的进展率，但不能根治。另外，感染艾滋病病毒的孕妇使用齐多夫定后可减少母婴传播的危险，因为这种治疗降低了母亲血循环中艾滋病病毒的数量。

326. 齐多夫定有什么副作用吗？

齐多夫定的主要毒副作用有：①粒细胞减少；②贫血；③胃肠不适、头痛；④肌炎。有报告，齐多夫定与同类化合物双脱氧胞苷（DDC）、双脱氧次黄苷（DDI）和双脱氧腺苷同时联合应用，药效可提高 20~30 倍，副作用也减少。

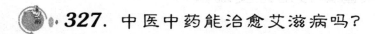

327. 中医中药能治愈艾滋病吗？

世界各国对艾滋病的治疗在目前而言，尚无特效药物，治疗主要是针对机会性感染。当前国内外学者对利用中医中药治疗艾滋病方面越来越感兴趣，这方面的研究也逐渐增多起来。中医的虚实、卫气、肝脾等理论与现代免疫学观点近似，扶正与祛邪两大用药法也与免疫治疗息息相关。虚证一般指正气不足，表现为自身免疫性疾病或免疫功能过低而对病原体（HIV）失去免疫反应，一般用扶正固本类药物治疗；实证是指邪气有余，需用祛邪方法，即用清热解毒和活血化瘀类药物治疗，两类药物对免疫功能具有双向调节作用，既有免疫抑制又有免疫增强作用。与扶正祛邪并用可使作用倍增。国内有学者用中药对艾滋病各期辨证施治，辨病和辨证相结合，配伍清热解毒祛湿药物取得满意效果；日本医学界用香菇多糖及甘草甜素对 HIV 携带者、HIV 抗体阳性者进行治疗使其免疫功能均有改善；美国加州传统医学研究所用六味地黄丸加减治疗患者，可恢复和增强患者的机体免疫功能。可以对抗艾滋病病毒和机会性感染的中药有：金银花、连翘、板蓝根、大青叶、半边莲等；可干扰抑制病毒复制的有党参、黄芪、灵芝、甘草等，其中甘草甜素抑制率可达 98%。复方中药制剂如：四君子汤、六味地黄丸、安宫牛黄丸等都有提高或调节免疫功能的作用。成方小柴胡汤可抑制 HIV-1 反转录酶。另外，针灸也可以缓解艾滋病患者的某些症状。中科院昆明植物所历经 15 年，研究成功抗艾滋病纯天然药物制剂复方 SH，成为世界上第一个通过严格科学实验的抗艾滋病中药制剂。

328. 我国如何治疗艾滋病？

在我国，临床各期艾滋病的治疗原则如下（表3）。

表3　临床各期艾滋病的治疗

临床期	CD4 计数、病毒载量、其他	抗病毒治疗
急性期或感染 12 个月之内	任何水平	不宜治疗
无症状期	CD4>500/立方毫米	不宜进行
	RNA<30000 拷贝/毫升血浆	
无症状期	CD4<350/立方毫米	进行
	RNA>30000 拷贝/毫升血浆	
症状期非终末期，继发感染被控制后	任何水平	可以进行
症状期	终末期	不宜进行
怀孕期	除产前用药为母婴阻断外	不宜进行

329. 近年在艾滋病治疗方面有什么进展吗？

（1）抗艾滋病病毒药物的研究：①最近诺贝尔奖金获得者，美国科罗拉多大学教授托马斯切赫说：他们正在研究将抗艾滋病病毒剂制成导弹一样，导向细胞内的精确目标———艾滋病病毒的 RNA。一旦命中目标，抗病毒剂就会将 RNA 一分为二，并使它成为无害。②美国科学家在试验中意外地发现新霉素是氨基糖苷中最有效的阻断艾滋病病毒繁殖的抗病毒药，它的作用环节是干预病毒增殖的顺序活动的第一步，致使病毒崩溃，无法继续增殖。③英国一药厂声称，他们研制的一种抗癌药物（EFB）在试管内能杀死被艾滋病病毒感染的人白细胞，却不伤害正常细胞。此药治疗艾滋病的潜力，正在试验之中。

④中科院昆明植物所历经 15 年，研究成功抗艾滋病纯天然药物制剂复方 SH，成为世界上第一个通过严格科学实验的抗艾滋病中药制剂。

（2）阻断病毒与人体细胞结合药物的研究：①法国巴斯德研究所病毒和细胞免疫研究组研制成功了破坏 CD26 蛋白质分子识辨功能的物质，但还需要提高这种物质的"活力"；②法国全国科研中心一个研究小组经过 6 个月试管内试验，发现 CD4 分子能够封锁淋巴细胞的"入口处"，从而阻止艾滋病病毒侵入正常细胞，而且对细胞无毒副作用；③法国马赛大学科研中心生物化学与蛋白质工程研究室最近发现一种多头结构 SPC 分子，可以在艾滋病病毒与 CD4 受体接触时介入，以阻止艾滋病病毒与细胞结合；④美国德克萨斯大学研究人员用艾滋病病毒所含的一种蛋白质制成药物，在人体外有效地阻止了艾滋病病毒侵入正常细胞。

（3）保护或恢复免疫功能的制剂：①美国一个研究小组使用白细胞介素-12 的人体蛋白质治疗方法，使艾滋病病毒感染的免疫系统恢复功能，以阻止艾滋病的发展；②生物反应免疫调节药：厄瓜多尔医生埃德温·塞瓦略斯发明了一种抗艾滋病新药 BIRM，这是一种生物反应免疫调节药。经美国几家实验室分析和试验，证明它能阻止艾滋病病毒破坏免疫体系；③基因疗法：美国科学家将艾滋病病毒基因植入淋巴组织瘤中，然后通过淋巴组织瘤移植到小鼠体内，40 天后小鼠体内出现了抗体和 T 淋巴细胞，说明免疫系统已对艾滋病病毒做出了积极的抵抗反应。兔、猴试验也获类似结果。这种基因疗法被认为是艾滋病治疗的未来的希望。

330. 如何诊断 HIV 感染和艾滋病？

有症状 HIV 感染的诊断总流程：①听取可疑患者主诉，检查体征；②分析流行病学危险因素；③做 HIV 抗体测定；④根据以上发现，综合分析并加以判断。

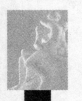

331. 什么是国际艾滋病日？每年的主题是什么？

从 1988 年起，世界卫生组织规定每年 12 月 1 日为国际艾滋病日，在那天组织各种活动，以促使人们重视这个严重威胁人类健康的超级瘟疫，每年国际艾滋病日都有一个主题。

1988 年：Join the Worldwide Effort. 全球共讨，征服有期。

1989 年：Our Lives, Our World——Let´s Take Care of Each Other. 我们的生活，我们的世界——让我们相互关照。

1990 年：Women and AIDS. 妇女和艾滋病。

1991 年：Sharing the Challenge. 共同迎接艾滋病的挑战。

1992 年：A Community Commitment. 预防艾滋病，全社会的责任。

1993 年：Time to Act. 时不我待，行动起来。

1994 年：AIDS and the Family. 艾滋病和家庭。

1995 年：Shared Rights, Shared Responsibilities. 共享权益，共担责任。

1996 年：One World, One Hope. 同一世界，同一希望。

1997 年：Children Living in a World with AIDS. 生活在有艾滋病世界中的儿童。

1998 年：Force for Change：World AIDS Campaign with Young People. 青少年——迎战艾滋病的生力军。

1999 年：Listen, Learn, Live! 关注青少年、预防艾滋病——倾听、学习、尊重。

2000 年：Man make a difference. 预防艾滋病，人人责无旁贷。

2001 年：I care, do you? 预防艾滋病，你我同参与。

2002 年：Live and let live. 相互关爱，共享生命。

2003 年：Live, let Live. 相互关爱，共享生命。

2004 年：Women，Girls，HIV and AIDS. 关注妇女，抗击艾滋。

2005 年：stop AIDS，keep the promise. 遏制艾滋，履行承诺。

2006 年：stop AIDS，keep the promise. 遏制艾滋，履行承诺。

2007 年：stop AIDS，keep the promise. 遏制艾滋，履行承诺。

2008 年：stop AIDS，keep the promise. 遏制艾滋，履行承诺。

2009 年：Universal Access and Human Rights. 普遍可及和人权。

2010 年：Keep the light on HIV and human rights. 正视艾滋，重视权益，点亮反歧视之光。

2011 年：Getting to Zero. 行动起来，向"零"艾滋迈进。

2012 年：Getting to Zero. 行动起来，向"零"艾滋迈进；副标题是"全民参与，全力投入，全面预防"。

2013 年：Getting to Zero. 行动起来，向"零"艾滋迈进；副标题是"共抗艾滋，共担责任，共享未来"。

332. 艾滋病患者能否正常学习和工作？

艾滋病及艾滋病患者在我国已是客观存在。随之而起的是人们对艾滋病的恐惧和对此类患者的歧视。其实，艾滋病的传染性很弱，且有一定的传播途径，一般工作和学习上的接触是不会感染艾滋病的。另外，艾滋病病毒感染后，感染者有很长一段时间无症状，他们需要和正常人一样工作和学习。因此，维护艾滋病感染者的正当权益，是我们对艾滋病感染者起码的关爱。

333. 如何对待感染了艾滋病的家人？

对于家庭成员的日常接触是否会感染艾滋病，国外做了许多研究。在英国，检测了感染艾滋病夫妻的另一方，只要注意使用避孕套的，没有一例被感染。因此说日常接触是不会被感染的。感染了艾滋病的家人需要亲属的关爱。一般表示关怀和爱心的举动，如交谈、握手、拥抱，甚至亲吻都不会传染 HIV。请多以行动来表达自己的关心，别让患者感到孤立无援，甚或被遗弃。关怀受感染者的家人，并以实际行动支持他（她）积极地生活。家人的鼓励和爱护，通常都是患者最重要的精神支柱。应为患者保守秘密，当家庭中的感染者出现临床症状时，要协助患者安排适当的照顾或治疗，减少患者的精神压力。但是，为了预防感染，作为与感染者接触最密切的亲属，也一定要了解有关艾滋病的防护知识，防止感染上艾滋病病毒。如果患者是自己的配偶，那么每次发生性行为时，都要正确地选用优质的避孕套，这可大大减低传染的机会。为患者护理伤口或接触其血液时，都要先戴好橡胶手套。护理结束后，将手套丢弃。

334. 治疗艾滋病的费用可以报销吗？

卫生部在 1999 年 4 月出台的有关艾滋病患者的《管理意见》中规定，艾滋病患者享有和常人一样的接受教育、工作就业、医疗保健的权利。因此，艾滋病感染者或患者只要使用了我国医疗费用报销的规章中允许报销的药物种类和医疗费用，就可以与普通患者一样，享受医疗保险，报销医疗费用。

335. 婚检时，如果一方 HIV 检测阳性，医生应该如何处理？

婚检时，如果一方 HIV 检测阳性，这时医务人员就会面临一个伦理难题：为当事人保密是应尽的义务，保护第三者的生命健康也是应尽的义务。权衡起来，保护人的生命健康权比保密更重要。医生首先应解除当事人可能有的思想顾虑和精神负担，启发其保护对方健康的责任感，尽量让患者或感染者自己去告诉对方，如果当事人拒绝，医务人员可以直接告知对方。

336. 妇女在什么情况下应考虑接受 HIV 抗体检测？

任何妇女如果自己曾经有多性伴或静脉吸毒历史；其性伴已感染 HIV；其性伴有静脉吸毒历史，均应接受 HIV 抗体检测。在高感染区，地方行政部门规定检测。在下列情况下，怀疑自己会受到 HIV 感染的妇女应进行检测：①考虑结婚或决定与性伴侣建立持久的关系；②考虑生育问题；③希望确定某些症状是否与艾滋病病毒感染有关。

337. 艾滋病病毒携带者可以结婚和怀孕吗？

艾滋病病毒携带者不宜结婚，因为很容易将艾滋病病毒传播给配偶。但是，各国法律并未禁止艾滋病病毒携带者结婚。所以如非要结婚，则一定要施行性保护，即有性行为时双方避免精液、阴道液和血液的交换。只有常规地正确使用避孕套，才能做到性保护。婚后感染者的配偶应定期做血清抗体检查，以检测感染的可能性。感染艾滋病病毒的妇女，尽量避免怀孕，如果不小心怀孕了，应自觉地终止妊娠，以免将艾滋病传播给胎儿。

338. 避孕能同时预防感染艾滋病病毒吗？

在所有的避孕方法中，使用避孕套是最好的预防艾滋病病毒传播的方法。实验证明，艾滋病病毒不能通过完整的乳胶避孕套。据美国的统计，使用避孕套避孕的失败率为 10%，而预防艾滋病病毒感染的失败率则不到 1%，明显低于避孕的失败率。世界卫生组织认为，使用避孕套是发展中国家达到降低艾滋病病毒感染的最经济而最有效的

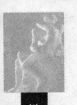

办法，其保险度为 99.6%。

339. 当医生告知艾滋病实验室检查结果阳性时怎么办？

一方面要面对现实，积极配合医生的治疗，力求延缓病程的发展，延长存活期，以待治疗艾滋病的新药问世，活得时间越长，得救的希望也越大；另一方面，也要慎重地处理自己的分泌物和一切可能造成传播的污物，以杜绝给自己周围的人带来不幸的可能。努力学习并了解艾滋病的感染、传播、发病及预防的基本知识；主动配合医护人员慎重做好自己的日常生活用品、血液、体液及分泌物的安全消毒。女性患者处理好经血，不要口对口给婴儿喂食。配偶之间的性生活要采用避孕套，已婚女患者避免怀孕。

340. 出入国境为什么要检查艾滋病？

根据中华人民共和国发布的《艾滋病检测管理若干规定》中第4条："所有入境人员在入境时，必须如实填写健康卡，并交国境卫生检疫机关查验。"第5条："来中国定居或居留一年以上的外国人，在申请入境签证时，须交验所在国或经过所在国公证机关公证的私立医院的艾滋病血清学检查证明，并经中国驻外使、领馆认证，证明自签发之日起6个月内有效。由于条件限制，未在本国进行艾滋病血清学检查的外国人，须在入境后20天内到指定的卫生专业机构接受检查。"第8条："定居国外的中国公民和在国外居留一年以上的中国公民，回国定居或居留1年以上的，须在回国后2个月内到指定的卫生专业机构接受检查。"为了预防艾滋病从国外传入或者在我国流行，保障人民身体健康，出入国境检查艾滋病是完全必要的。

341. 怎样做好"自我防护"？

（1）了解艾滋病的由来和危害，熟悉它的传染方式和预防措施。

（2）严禁性乱。

（3）防止与他人共用可能被血液污染的用具，如牙刷、剃刀、注射针头等。

（4）注意性卫生和性安全。

（5）当配偶一方血清抗体阳性时，双方都要定期做有关检查，实行医疗监督，采取性安全的预防措施，最好终身禁欲，如果做不到，则应坚持使用避孕套。

（6）当自己一旦感染上艾滋病时，不悲观，勇于与疾病做斗争，切实遵守有关预防艾滋病的规定，严防传染给他人。

（7）当别人患艾滋病时，不歧视，不排斥，尽量给予温暖，但交往中要注意防护。

342. 涉外人员应有哪些防护措施？

（1）了解所去国家艾滋病的流行情况、主要传播途径及经常接触的人员的有关情况。

（2）严禁与外国人发生婚外的性关系。

（3）怀疑有可能感染了艾滋病病毒时，应及时找医生或艾滋病咨询机构咨询，必要时做血清抗体检查等医学监督。

（4）在国外居留 1 年以上的涉外人员，在回国后 2 个月以内到指定的卫生专业机构接受艾滋病血清抗体检查。

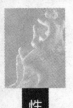

343. 用过进口血制品的人应采取哪些措施？

　　进口血制品造成艾滋病病毒感染的主要是凝血因子，即第Ⅷ与第Ⅸ因子，尤其是 1985 年以前美国生产的凝血因子，采用的是冷却沉淀法，或加甘氨酸沉淀，然后用过滤与紫外线照射消毒，这种处理过程不能杀死艾滋病病毒。因此，曾使用过这些凝血因子浓缩品的血友病患者，必须做血清抗体检查。如果血清抗 HIV 抗体试验阴性，使用时间超过 3 个月，又没有任何症状，再定期复查 1~2 次，可考虑排除感染。如果血清抗体试验为阳性，则应向本人宣传有关艾滋病的知识，防止扩散，积极治疗。

344. 我国第一例传入的艾滋病病例是何时发现的？

　　1985 年 6 月，北京协和医院收治了一名长期居住在美国的阿根廷籍男子，后因患严重肺部感染而住院，经医治无效而于入院后第 5 天死亡。患者病危期间，医务人员曾与其在美国的亲友通话，据患者亲友介绍，患者为同性恋者，曾于 1984 年和 1985 年两次罹患卡氏肺孢子菌肺炎。这是我国发现的第一例传入的艾滋病病例。

345. 我国第一例大陆居民艾滋病病例是何时发现的？

　　1990 年 4 月，中国人民解放军第 302 医院收治了一名 51 岁男性患者，以肺炎起病，反复发作，久治不愈，且逐渐表现脑神经症状。经检查确定为嗜肺军团菌肺炎和脑弓形虫病。全身衰竭，后期再次发生肺炎（克雷伯菌与热带念珠菌混合感染），导致呼吸循环衰竭死亡。

病程四个半月。实验结果：血清抗 HIV-1 阳性（酶联免疫吸附法、间接免疫荧光标记测定法、免疫印迹法），单个核细胞（PBMC）标本分离到 HIV-1。血 T 淋巴细胞亚群（McAPAAP 染色），CD4 细胞 1%，CD8 细胞 47.5%，CD4/CD8 比值 0.021。这是我国第一例大陆居民艾滋病病例。

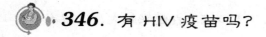

346. 有 HIV 疫苗吗？

疫苗始终是对付病毒的首选方式，自美国 1981 年诊断出全球首例艾滋病患者以来，各国的科学家便展开了一场研制艾滋病疫苗的竞赛。尽管全球科学家都在全力以赴，但艾滋病疫苗的研制却非常艰难。中国疾控中心首席专家邵一鸣说，一个疫苗要经过三期甚至更多的试验，大概 5 年的时间才能检验它是否有效，目前国际上已经有 20 多个疫苗在进行不同阶段的人体试验，2004 年初公布的第一个进入三期试验的艾滋病疫苗已宣告失败。目前，中国由天花疫苗做载体的艾滋病病毒疫苗，作为工业化的生产阶段已经结束；由核酸做载体的疫苗也已通过国际合作，有关方面正准备将这两个疫苗报到国家的安全评价中心去做毒性试验。按照计划，明年疫苗即可开始进行一期人体试验，主要是检测它的安全性，一期需要一年左右的时间，如果一切顺利，就可以直接进入二期试验，二期需要两年左右的时间，然后开始三期临床试验，用来检验疫苗在高危人群中是否能够预防艾滋病感染。总而言之，目前尚无具有肯定作用的 HIV 疫苗。

347. 如何预防艾滋病的母婴传播？

预防艾滋病母婴传播的综合策略为加强政府领导，落实部门责任；整合卫生资源，加强妇幼卫生体系建设；扩大覆盖范围，提高服务的可及性；关注弱势人群，提高服务的公平性；提供科学、适宜的干预技术；加强督导与评估。预防艾滋病的母婴传播的重点领域为预防育龄妇女感染艾滋病；预防艾滋病感染妇女非意愿妊娠；预防艾滋病母婴传播；为艾滋病感染妇女和家庭提供综合关怀和支持。

348. 中国如何对待艾滋病对本国的威胁？

随着改革开放的进一步深入，人口流动性越来越大，这就不可避免地增加了艾滋病危险性行为的概率，就连世界卫生组织的官员也认为中国存在着艾滋病大流行的危险因素。根据目前我国的实际情况，防治艾滋病的重点仍然是加强卫生宣传教育，提高人口素质，普及卫生常识。大力开展预防工作是当务之急。正如原国务委员彭珮云所说："尽管我国目前仍处于艾滋病病毒低感染状态，但必须清醒地看到，周边国家和地区的艾滋病正在迅速扩散传播，国内人口密集，流动人口多，卖淫、嫖娼、静脉吸毒等诸多因素在增长，预防艾滋病的传播，事关国家兴亡。必须抓住目前低感染的有利时机，从速采取全方位的预防和控制行动。要求各有关部门加强协作，齐抓共管，特别要进一步开展对艾滋病知识的宣传；严厉打击卖淫、嫖娼、吸毒等社会丑恶现象；加强对艾滋病的监测；加强对艾滋病防治的科研及法制建设，并与国际组织合作。"

349. 我国政府如何对待艾滋病？

1995 年 10 月国务院办公厅责成卫生部颁发《关于加强预防和控制艾滋病工作的意见》，"意见"中从宏观上重点提出了 7 项措施。其中包括进一步加强艾滋病防治的领导和协调功能，建立国务院防治艾滋病协调会议制度，动员各有关部门积极参与，大力支持群众团体工作；组织制订我国防治艾滋病中长期规划并纳入社会发展规划之中；针对不同人群利用多种形式大力开展宣传教育；制定完善有关法规，建立健全各项管理制度并严格执行；加强专业机构和队伍的建设；增加资金投入和积极开展国际合作等。1996 年，中国就建立了由国务院领导组织、34 个部委组成的艾滋病、性病防治协调会议制度。1998 年，中国又制订了预防、控制艾滋病的中长期规划。2000年初，中国政府又制订了遏制艾滋病行动的计划。也就是说，中国政府进一步加强了对艾滋病防治工作的领导。中国政府还采取了一系列措施，其中包括如何控制经血液传播艾滋病、如何加强宣传教育，艾滋病患者的治疗及其应有的社会待遇也被提上议事日程。在通过加强政府部门与非政府组织包括个人之间协调的同时，中国政府加大了对防治艾滋病的经费投入。此外，中国政府还利用 9 亿多元的国债来加强各地血站，特别是中西部血站的建设。

2013 年 12 月 1 日是世界艾滋病日。中共中央总书记、国家主席、中央军委主席习近平就《中共北京市委关于艾滋病防治工作情况的报告》作出重要指示。他强调，做好艾滋病防治工作，关系人民生命健康、关系社会和谐稳定，是党和政府义不容辞的责任。各级党委和政府要坚持以人为本、以民为本，以对人民高度负责的精神，切实把艾滋病防治工作抓紧抓好。习近平强调，要坚持预防为主、防治结合、依法防治、科学防治，落实"四免一关怀"政策，加强人文关怀，动员社会力量积极参与，消除社会歧视，为感染者和患者提供及时有效的治疗和帮助，让他们感受到社会主义大家庭的温暖。自 2013 年以来，在党中央坚强领导下，各地区各部门全面落实各项措施，加大保障力度，艾滋病防治工作取得新进展。中央财政加大了对艾滋病防治工作经费支持，2013 年投入经费比 2012 年增长 10.5%。监测检测、综合干预、抗病毒治疗、预防母婴传播覆盖面进一步扩大。全国大部分地区已将艾滋病机会性感染纳入新农合大病保障范围，25 个省份出台了城乡居民大病保险试点实施方案，艾滋病患者的医疗费用负担进一步减轻。

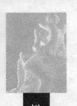

十一

与性病密切相关
的疾病

（一）细菌性阴道病

350. 什么是细菌性阴道病？

细菌性阴道病的发生近来认为是阴道菌群失调，乳酸杆菌减少而导致其他病原菌，主要是阴道加特纳菌引起的一种阴道炎，是混合感染。可通过性关系传播。自 1954 年有报道以来，一直称为非特异性阴道炎，后来研究人员从患者阴道分泌物中分离到了阴道嗜血杆菌，故称为阴道嗜血杆菌性阴道炎，阴道嗜血杆菌也称为加特纳菌，故又称为加特纳菌阴道炎。为了统一起见，1984 年正式命名为细菌性阴道病。细菌性阴道病与性活跃、不洁性交有关。该病可导致急性输卵管炎、早产及新生儿围生期并发症等。应引起高度重视。

351. 引起细菌性阴道病的病原菌有何特点？

加特纳菌属是一种单一菌的菌属。为革兰阴性杆菌，部分变异成为球菌样小杆菌，菌体小，两端呈圆形，无荚膜，无鞭毛，营养性厌氧生活，部分专性厌氧。菌体长 0.3~0.45 微米，宽 0.1~0.2 微米，形体比乳酸杆菌小，呈多形性。培养的最适 pH 值为 6.0~6.5，在 pH 值小于 4.0 时，不能生长。不产胺，也不产生过氧化氢酶和氧化酶。

过氧化氢（H_2O_2）抑制试验阳性。糖发酵产物主要是乙酸。

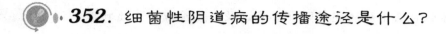

352. 细菌性阴道病的传播途径是什么？

细菌性阴道病可以通过性传播，但也可通过非性行为感染，由于加特纳菌可以是正常阴道菌群中的组成菌，患有细菌性阴道病患者存在着明显的菌群失调，是由于阴道菌群失调引起发病，还是由于患细菌性阴道病而引起菌群失调有待进一步确认。

353. 什么情况下易发生细菌性阴道病？

正常阴道内寄生着乳酸杆菌、链球菌、表皮葡萄球菌、阴道加特纳菌及大肠杆菌以及厌氧的消化链球菌属、消化球菌、厌氧乳酸杆菌、类杆菌等，这些菌保持一定的比例，维系着阴道内生态平衡。正常妇女阴道分泌物中每毫升有 106 个菌落形成单位。

正常育龄妇女，在内分泌激素的作用下，阴道上皮细胞增生，其表层细胞含有丰富的糖原，有利于兼氧乳酸杆菌的生长，这种细菌占阴道的 90%以上。这种乳酸杆菌大量存在，就抑制了其他致病菌的生长。在阴道形成了一个正常的生态平衡。

当人体雌激素水平下降，导致阴道上皮萎缩，细胞糖原减少，不利于乳酸杆菌生长。大量使用抗生素或用碱性液体过度冲洗阴道，抑制乳酸杆菌的生长。性乱、性交频繁（因精液 pH 值为 7.2～7.8）等引起致病性厌氧菌和加特纳菌大量繁殖，引起阴道微生物生态平衡失调，兼氧性乳酸杆菌减少。最终导致细菌性阴道病。

354. 细菌性阴道病的主要表现是什么？

主要是阴道分泌物增多，呈稀薄均质状或稀糊状，为灰白色、灰黄色或乳黄色，带有特殊的鱼腥臭味。性交后臭味更重，经期时或经期后臭味也可加重，可伴有轻度的外阴瘙痒或烧灼感，在休息状态及心情紧张状态下痒感更加明显。阴道及宫颈检查无明显异常。

 355. 细菌性阴道病的实验室检查有何特点？

（1）阴道 pH 值升高，大于 4.5。

（2）胺试验阳性，取少量阴道分泌物于玻片上，加入 10%氢氧化钾液 1~2 滴，若产生一种烂鱼样腥臭味即为阳性。这是胺遇碱后放出氨所致。

（3）线索细胞（clue cell）阳性，阴道分泌物涂片悬滴法在高倍显微镜下见到 20%以上边缘不规则的线索细胞（变性的上皮细胞，即阴道脱落的表层细胞）。其表面有特殊斑点或大量细小颗粒，如撒上一层面粉，革兰染色见许多球样小杆菌（即加特纳菌等），无乳酸杆菌或乳酸菌极少。

（4）阴道冲洗液中琥珀酸盐/乳酸盐比值≥4.0。

（5）加特纳细菌培养及荧光抗体检查阳性。

 356. 如何诊断细菌性阴道病？

根据以下几点可以做出诊断：①阴道分泌物增多，呈稀薄均质状或稀糊状，为灰白色、灰黄色或乳黄色，带有特殊的鱼腥臭味；②阴道分泌物 pH 值>4.5；③阴道分泌物胺试验阳性；④阴道分泌物涂片找到线索细胞。符合以上标准中任何三项（第④项是必须的）即可诊断。

357. 细菌性阴道病应与哪些疾病相鉴别?

通常应与下列疾病鉴别：①念珠菌外阴阴道炎，外阴阴道瘙痒，阴道分泌物为较稠的白色或黄白色凝乳状或豆腐渣样，阴道壁有白色假膜，明显充血，镜检见白细胞增多，真菌检查可见念珠菌孢子及假菌丝；②滴虫性阴道炎，阴道分泌物增多呈泡沫状，味恶臭，但无鱼腥臭味，镜检见白细胞增多，并可见活动滴虫。详见表4。

表 4　细菌性阴道病与其他阴道感染鉴别

	细菌性阴道病	真菌性阴道炎	滴虫性阴道炎
病原菌	阴道加特纳菌	白念珠菌和酵母菌	阴道毛滴虫
典型症状	恶臭的分泌物	外阴瘙痒、分泌物多	大量的脓性分泌物，外阴瘙痒
分泌物量	中等	少量至中等	大量
颜色	白色或灰色	白色	黄色
黏稠度	均匀的，低黏度的附于阴道壁	凝结，成块	稀薄，泡沫状
外阴，阴道上皮炎症	无	阴道上皮、阴道口处红斑，外阴炎常见	阴道和外阴上红斑，斑点状阴道炎
阴道 PH 值	常≥4.5	常≤4.5	常≥4.5
胺试验	存在	无	可能存在
显微镜检查	线索细胞，白细胞减少，大量混杂菌落，加特纳菌数量超过乳酸杆菌	白细胞、上皮细胞，酵母菌菌丝体或假菌丝体占优势	白细胞，有症状患者见活动毛滴虫，无症状者不常见

358. 如何治疗细菌性阴道病？

（1）内服药疗法：可选用下列药物之一治疗，但不主张长期大量应用广谱抗生素，以避免造成正常阴道菌群失调。也有主张对无症状者不必治疗的。

1）甲硝唑（灭滴灵）250~500毫克，每日2次，连服7日，为避免胃肠道反应，可加用维生素 B_6。服药期间禁酒，孕妇禁用。

2）磺甲硝咪唑（替硝唑）1.0克，每日1次，连服10~15日。

3）克林霉素300毫克，每日2次，共用7日。

4）氯林可霉素300毫克，每日2次，连服7日。

5）氨苄青霉素0.5克，每日4次，共7日。

（2）局部疗法

1）可用1%乳酸或醋酸溶液作阴道冲洗，以恢复正常生理环境，抑制细菌生长。也可使用乳酸杆菌制剂用于阴道冲洗和制成栓剂置于阴道内。

2）甲硝唑栓剂，置于阴道内，共用7日。

（二）阴道毛滴虫病

 359. 什么是阴道毛滴虫病？

阴道毛滴虫病（滴虫性阴道炎）由阴道毛滴虫引起，是妇科常见病，可引起女性的阴道炎，也可引起男性的尿道炎。

360. 滴虫病是如何传播的？

阴道毛滴虫病主要通过性接触传播，滴虫不仅寄生于阴道内，也可寄生于泌尿道下部（尿道及尿道旁腺）及子宫颈管内。男性尿道的滴虫感染可有自限性，而且多无症状，但男性无症状尿道滴虫感染可作为传染源，通过性交直接传给女方，在男方尿道及前列腺分泌物中，可以找到同种类型的滴虫。非性传播主要是围生期母婴垂直传播，患病孕妇生产的女婴约有 5% 受到感染，但此感染可随时间而自然消退；阴道毛滴虫病的非性传播途径尚未得到证实。

361. 女性阴道滴虫病有什么临床表现？

女性感染滴虫后潜伏期一般为 4~7 天，最长可达 4 周。起病可急可缓。轻者只有阴道分泌物稍增多；症状严重者可出现大量稀薄有恶臭味的黄白或黄绿色的泡沫状分泌物，同时伴有阴部的灼痛或瘙痒感，瘙痒部位主要在阴道口及外阴，性交痛亦常见。女性患者还可产生滴虫性尿道炎、膀胱炎，患者有尿频、尿急、尿痛、间歇性血尿等症状，甚至上行感染导致肾盂炎。阴道镜检查可见阴道黏膜及宫颈充血、红肿、糜烂、淤点（"草莓样斑点"）等。少数患者可有腰骶部酸痛和月经不调。

362. 男性滴虫病有哪些表现？

男性滴虫感染多数无临床症状，也可有一过性轻微的尿道炎。症状表现轻微，可有程度不同的尿道刺痒和不适感，晨起时尿道口可有少量分泌物，间断的尿道刺激症状，排尿时加重；少数患者有较多的脓性分泌物，还可见尿道口潮红，甚至出现后尿道炎、膀胱炎。

大多数人感染滴虫后并不出现临床症状，称为无症状带虫者。这种带虫者既是传染源，又可在条件适宜时发病，对这种带虫者亦应予以治疗。

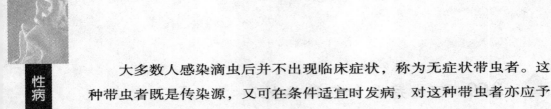

363. 如何诊断阴道毛滴虫病？

症状典型的阴道毛滴虫病，诊断并不困难。典型症状可作为临床诊断的依据，未查见滴虫也可诊断。对不典型患者及带虫者则应依靠检查滴虫来确诊。

在女性阴道的后穹隆取分泌物生理盐水涂片后显微镜直接镜检，如看到有活动的滴虫则可确诊；男性可取尿道口分泌物或尿液标本离心后做尿沉渣镜检。

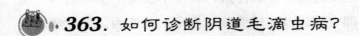

364. 滴虫病需与哪些疾病相鉴别？

要与生殖器念珠菌感染、细菌性阴道病及非淋菌性阴道炎等相鉴别，取分泌物在显微镜下直接镜检，查到相应的病原体而鉴别。

365. 滴虫病该如何治疗？

治疗要全身用药结合局部用药。

（1）全身用药：首选甲硝唑（灭滴灵），成人为200毫克，每日3次，7~10天；或2克，1次服用。性伴同时治疗非常重要，可选用单剂量疗法。由于甲硝唑具有戒酒硫作用，故在治疗期间及治疗结束后24小时内禁止饮酒。替硝唑、甲硝唑有致畸的可能性，怀孕3个月以内的孕妇禁用。

（2）局部用药：0.5%~1.0%乳酸、醋酸溶液或1∶5000高锰酸钾液做阴道灌洗，以恢复阴道的正常酸度，抑制滴虫繁殖。同时可选

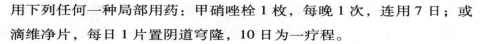

用下列任何一种局部用药：甲硝唑栓 1 枚，每晚 1 次，连用 7 日；或滴维净片，每日 1 片置阴道穹隆，10 日为一疗程。

（3）滴虫检查在治疗后转阴时，应于月经净后复查，连续 3 个月复查均为阴性者方为治愈。

（三）生殖器念珠菌病

366. 什么是生殖器念珠菌病？

生殖器念珠菌病是由念珠菌（主要是白念珠菌）感染生殖器所致，女性主要表现为外阴阴道炎，男性为包皮龟头炎，较少为尿道炎。近年来随着抗生素及皮质类固醇激素的广泛应用，生殖器念珠菌感染有所增加。

367. 念珠菌可存在于哪些部位？

念珠菌广泛存在于自然界，在蔬菜、水果及土壤中都可存在，还可存在于健康人的皮肤、阴道、口腔和消化道等部位，约有 20% 的健康妇女可以没有任何症状而阴道内带有念珠菌；是否发病取决于人体免疫力的高低及感染菌的数量、毒力。当人体在妊娠、患糖尿病、口服避孕药、长期应用广谱抗生素、皮质激素及免疫抑制剂等使机体免疫力降低或阴道内环境改变时，念珠菌可大量繁殖产生病变，所以说念珠菌是一种条件致病菌。

368. 念珠菌病是如何传染的？

念珠菌感染一般可通过以下方式传染：①通过性接触传染，尤其是男性的念珠菌龟头炎大多数是通过性接触而传染。男性生殖器可以有暂时的念珠菌感染，但无明显的症状及体征，而可以传染给他的女性性伴，引起女性的发病。②通过产道母婴传染，如临产期孕妇感染了阴道念珠菌病，其新生儿可发生口腔或阴道念珠菌病。

369. 女性念珠菌感染可有哪些表现？

女性的外阴阴道念珠菌感染的表现是：患者自觉外阴处的皮肤及黏膜瘙痒，阴道分泌物增多，排尿时有灼痛感。检查时可发现：外阴有红肿甚至糜烂；阴道分泌物黏稠像豆腐渣样，阴道壁上可覆盖有不易脱落的白膜或白色斑点。也有些较轻的患者只有阴道症状而无外阴皮肤、黏膜的改变。本病是女性生殖道感染常见炎症性疾病。

370. 男性念珠菌感染的表现如何？

在男性，念珠菌感染一般表现为龟头炎：龟头处的皮肤可出现轻度的潮红、光滑、干燥，还可有一些散在的小红丘疹，包皮内及冠状沟处可有白色奶酪样斑片。有时男性可有一过性的尿道炎，但不常见，多发生于那些包皮过长、使用过大剂量抗生素的患者。

371. 女性外阴阴道炎会复发吗？

有些患外阴阴道炎的女性患者，念珠菌感染可反复发作，尤其是在经前期及机体抵抗力下降时，例如，妊娠、糖尿病患者、服用避孕药、激素或抗生素等，使阴道菌群发生改变而容易继发念珠菌的感染。但有少数患者，在没有明显诱因的情况下，也经常有念珠菌感染的反复发作。

372. 念珠菌病如何诊断？

　　由于生殖器念珠菌病的临床表现多种多样，诊断应根据临床特点并结合真菌学检查。女性患者应用消毒的棉拭子取阴道的豆腐渣样的分泌物，男性患者取龟头红斑、丘疹处的皮屑，加盐水或 10%的氢氧化钾溶解标本后显微镜下检查，由于白念珠菌是人体常驻菌，所以标本培养阳性或镜检只见到少数孢子时，只能说明有念珠菌存在，不能诊断为念珠菌病，只有镜检看到大量芽生孢子、假菌丝或菌丝时，才能说明该菌处于致病状态。必要时可做组织病理检查，发现真菌侵入组织可做出诊断。

373. 念珠菌病需与哪些疾病鉴别？

　　女性患者需要与阴道毛滴虫病和（或）细菌性阴道病相鉴别，阴道念珠菌病及阴道毛滴虫病均有明显的瘙痒，而细菌性阴道病瘙痒不明显，但最终的鉴别要靠分泌物的病原体检查，即镜检和培养的结果。男性念珠菌病应与由滴虫引起的男性非淋病性尿道炎相鉴别，症状较轻，表现为尿道瘙痒、不适或排尿困难，可有脓性分泌物，尿道分泌物镜检可查到滴虫。

374. 念珠菌病如何预防？

　　应尽可能避免及去除易感因素，不穿紧身不透气的内衣裤；夫妻如有一方，尤其是男性发现有感染或带菌状态时，要同时检查治疗，患病及治疗期间禁止性生活，尽量不使用公共浴盆、浴巾等。

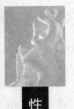

 375. 念珠菌病如何治疗？

（1）女性可用含抗真菌药物的栓剂，例如，克霉唑、咪康唑（达克宁）等抗真菌药栓剂，每晚1次塞入阴道深处，或制霉菌素栓剂，早晚各用一个，塞入阴道深处，共2周。

（2）外阴炎可外涂咪唑类抗真菌制剂如克霉唑霜、咪康唑霜、益康唑霜或联苯苄唑霜等。

（3）如外用药治疗效果不好，可口服系统性抗真菌药物：氟康唑、伊曲康唑、特比萘芬等。

（4）念珠菌性龟头炎可用生理盐水或0.1%雷佛奴尔溶液冲洗皮损处，每日2～3次，冲洗后外涂克霉唑、咪康唑、益康唑或联苯苄唑等咪唑类霜剂，共用14天。包皮过长者治愈后应做包皮环切术以防复发。如疗效不好或伴发念珠菌性尿道炎者可内服氟康唑或伊曲康唑等抗真菌药物。

（四）虱　病

 376. 什么是虱，虱分几种？

虱是永久性体外寄生虫，吸吮人血维持生活，吸血后呈红色，平时为灰色，肉眼可见。根据寄生部位及形态的不同，分头虱、体虱和阴虱，分别以头发、衣服纤维及阴毛为主要寄生部位，在眉、睫等其他体毛处也可寄生。

377. 什么是虱病，虱病分几种？

虱病是寄生在人体的虱叮咬皮肤、吸血，因其唾液内含有抗凝及溶血物质，使被叮咬处皮肤发生炎症，而引起的瘙痒性皮肤病。根据寄生的虱的种类及部位，可分为头虱病、体虱病、阴虱病。需与性传播疾病相区别的是阴虱病。

378. 阴虱病是性病吗？它的传播方式有哪些？

阴虱病是由阴虱寄生于阴部及肛门周围体毛上而表现的一种皮肤病。它主要通过性接触传染，是一种广义的性传播疾病；还可通过非性接触的生活中直接密切接触传染；也有经马桶坐垫、床垫、患者的衣物、患者脱落的有虫卵寄生的体毛等途径间接传染的。

379. 阴虱生长在哪些部位？

阴虱主要寄生于阴毛，即耻骨联合处（下腹部下方）、外生殖器及肛周等处的毛发上。

380. 阴虱病有哪些表现？

主要表现如下：①阴毛及附近部位皮肤瘙痒；②会阴及肛周皮肤可见抓痕、血痂、皮疹；③阴毛上可见铁锈色小粒状虫卵，毛根部常可发现活动的阴虱成虫；④下腹部及会阴部偶可见青色或灰色斑；⑤可继发湿疹或毛囊炎。

381. 阴虱病怎样诊断？

依据临床表现及实验室检查诊断阴虱病。

（1）本病临床特征明显；通常无需实验室检查，即可诊断。

（2）必要时可取有可疑阴虱和虫卵的阴毛，在显微镜或放大镜下观察，发现阴虱成虫或虫卵，再进行辨认以确诊。

 382. 阴虱病应怎样治疗？

主要治疗如下：①剃掉阴毛并烧掉；②同时外用 50%百部酊或 10%硫黄软膏或丁香罗勒软膏；③消毒内衣裤、床单、被罩，虱的抗热性差，可煮烫消毒衣服；④性伴、患者家属同时检查、治疗；⑤如不剃毛，可用祛克虱，不刮阴毛用 5 天，刮掉阴毛用 3 天。孕妇小孩都能用，不伤皮肤。

383. 如何预防阴虱病？

预防措施如下：①注意清洁卫生，勤洗澡换衣；经常出差者更应注意个人卫生，选择卫生条件好的住宿场所；②发现阴虱病及时治疗，并煮烫内衣裤及床单，不能煮烫的可用杀虫剂或消毒剂处理；③密切接触者应及时检查、治疗；避免进一步传播；④普及性病知识，避免不洁性接触。

384. 使用阴虱病患者的衣服、被褥会被传染吗？

因患者使用过的衣服、被褥可能有患者脱落的带有虫卵的毛发，因此有可能被传染。

 385. 阴虱病应与哪些病鉴别？

此病需与以下疾病鉴别：①疥疮，此病除有阴部症状外，手指缝间有特征性皮疹，且躯干、四肢均可有皮疹。通过可疑，显微镜下可见不同的寄生虫。②会阴部湿疹或瘙痒症，此病常反复发作，经久不愈；通过显微镜或放大镜检查可区别。

386. 使用公共厕所、浴池会传染阴虱病吗？

一般情况不会传染，但卫生条件较差的公共厕所的马桶坐垫有可能成为传播媒介，另外使用公共浴池的公用毛巾、衣物也有可能被传染。

387. 孕妇患阴虱病会影响胎儿和生产吗？

孕妇患病不会影响胎儿，但治疗时应注意避免使用毒性大的药物。此病可以治愈，及时治疗不影响生产。但如不及时治疗，出现继发感染等并发症时，有可能影响胎儿。

388. 患阴虱病期间可以怀孕吗？

此病可以完全治愈。只要及时就医，并遵医嘱治疗，不需要很长时间。因此不必着急患病期间怀孕，阴虱病痊愈后再怀孕。

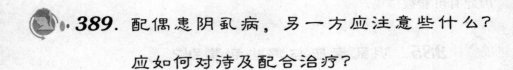

389. 配偶患阴虱病，另一方应注意些什么？应如何对待及配合治疗？

（1）及时到医院检查是否被感染，以便及时治疗。

（2）暂时分居，对患者使用的衣物、床上用品和污染物应煮沸灭虱或用熨斗熨烫，以避免相互传染，不利于彻底治愈。

（3）督促患者按照医生嘱咐按时正确治疗。

（4）注意个人卫生，勤洗澡，勤换衣。配合医生从双方寻找原因，以防再次感染。

（5）此病虽主要经性接触传播，但与经典的性病不同，还有其他多种传播途径。

（五）传染性软疣

390. 什么是传染性软疣，此病是性病吗？

传染性软疣是因皮肤感染传染性软疣病毒后发生的一种特殊的皮肤损害，俗称"水猴子"。多发生于少年儿童，目前成人，尤其是女性常有发病。本病可经性接触传播，但不属于性病。

391. 传染性软疣是怎样传染的？日常接触会传染吗？

本病潜伏期为 14 天至 6 个月。主要通过直接接触传染，也能自体接种，或经性接触传播。常在公共浴池或游泳池被传染。近来通过临床观察，发现此病的感染和传播与老百姓洗澡常用的搓澡巾有密切关系。一般的日常接触，如吃饭、握手等非密切接触不会被传染。

392. 传染性软疣病毒及传染性软疣皮损有什么特点？

传染性软疣病毒属痘病毒科中的一种 DNA 病毒，普通显微镜下有时可见，在组织培养中不生长。传染性软疣皮损特点如下：①米粒至绿豆大小半球形丘疹；②皮疹中央微凹如脐窝；③表面有蜡样光泽，呈灰白或珍珠色；④顶端挑破可挤出白色乳酪样物质，称为"软疣小体"；⑤皮损可见于身体任何部位，最常见于颈部、躯干等部位；⑥常有瘙痒感。

393. 什么是角化性传染性软疣？

因传染性软疣的软疣小体不断增生，出现表皮角化，逐渐长大，像小的皮角，即称为角化性传染性软疣。此种损害多为单发，不易正确诊断，常被误诊为皮角、皮肤囊肿及其他肿瘤，应引起注意。

394. 传染性软疣易长在哪些部位？

传染性软疣可发生在身体任何部位，绝大多数发生于躯干，依次为颈面、四肢、下腹部及阴囊等，个别也见于口唇等黏膜部位。

395. 传染性软疣的诊断是什么？

根据典型的皮损特点，一般即可诊断。必要时通过皮损组织病理学检查可发现特征性软疣小体即可确诊。单发、较大的皮损有时需要与皮角、基底细胞上皮瘤、角化棘皮瘤等鉴别。

396. 传染性软疣能自愈吗？

传染性软疣一般经 6~9 个月即可自行消退，也有持续 3~4 年者。这决定于自身抗体产生与否以及自身抗体产生的早晚，抗体产生越早，皮损消退越早。

397. 传染性软疣需怎样治疗？

传染性软疣治疗上最好用刮疣器将软疣小体刮出；也有用镊子夹除、针头挑除等；然后用碘酒消毒、止血液擦涂止血或压迫止血。但后两种方法效果稍差，痛苦也较大，且容易有后遗症，如感染、残留软疣小体等。多不主张用液氮冷冻及激光治疗。

398. 传染性软疣治愈后会留瘢痕吗？

因本病的病变部位主要在表皮，仅由表皮的高度增生而伸入真皮，基底细胞不被破坏，在软疣小体被去除后，则解除对真皮组织的压迫，而表皮可很快愈合，不留瘢痕。巨大型或合并感染者愈后可留浅瘢痕及暂时性色素沉着。

399. 传染性软疣治好后会复发吗？

当感染传染性软疣病毒后，患者血清中可逐渐产生抗体，有部分患者经数月或数年可自愈。但抗体的免疫作用尚不明确，是否可达永久免疫力，尚不确定，因此不能完全肯定治好后不再复发。

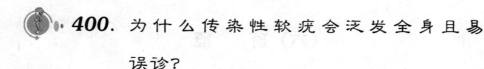

400. 为什么传染性软疣会泛发全身且易误诊？

本病一般情况下散在、局限发病，很少大面积泛发。泛发者多因自身免疫功能低下，或应用大剂量激素、免疫抑制剂，或先天过敏体质。此种情况下感染传染性软疣病毒后即可造成全身泛发。

当皮损泛发时，往往失去本病的特征性表现，尤其过敏体质者，软疣皮损及其周围皮肤常表现为急性非特异性炎症表现，从而导致临床诊断困难。常被误诊为痤疮、毛囊炎、皮炎、湿疹等。

401. 泛发性传染性软疣应怎样治疗？

因泛发的患者多伴发其他疾病，应同时治疗。比如对于免疫功能低下者，除皮损局部治疗外，应同时给予干扰素等肌内注射，以刺激机体增强免疫功能。对于先天过敏体质者，需先给予抗组胺药物及对症治疗，待非特异性炎症反应消退后再进行局部刮疣治疗。

402. 哪些人易患传染性软疣？

任何人均可感染此病，多见于少年儿童，现在成年女性也较多见。经临床观察，发现常用洗澡巾搓澡者更加易感。

403. 孕妇患传染性软疣会影响胎儿吗？

孕妇患病不会影响胎儿，但产后因母婴密切接触，极易传染给婴儿，因此仍应及时治疗。

（六）疥　疮

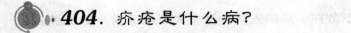

404. 疥疮是什么病？

疥疮是由疥螨寄生在宿主皮肤表皮层内引起的慢性传染性皮肤病。寄生于人体皮肤的是人型疥螨；另外还有动物疥螨，多寄生于多种哺乳动物身上，偶可传染给人，但危害不大，近年来，饲养宠物增多，由动物传染人的现象增多。

405. 什么是疥虫？疥虫有什么特点，常存在于什么环境？

疥虫（又称疥螨）是疥疮的致病源。疥虫是属于蛛形纲、螨目的一种昆虫，肉眼几乎看不见，放大镜可见。分为人型疥螨及动物疥螨两类，人型疥螨为透明乳白色，近圆形，背部为半球形，前端有钳形螯肢，足 4 对。

疥螨生活史分卵、幼虫、若虫、成虫 4 期。一般在宿主表皮上或表皮内完成整个过程。疥螨一般寄生于宿主，离开宿主后，可以在各种物质表面如沙发、地板、衣被、马桶坐垫上等生存 3 天。

406. 疥虫是怎样致病的？

疥虫致病有两种方式：①疥螨在皮肤角质层掘凿隧道而引起的机械性损伤，如小红疙瘩、小水疱、指间的线形匐行疥；②疥螨分泌的毒素刺激皮肤引起的瘙痒；③疥螨作为异体蛋白，可引起机体的免疫反应，而加重瘙痒。因疥虫夜间活动频繁，所以患者多晚上症状加重。

407. 疥疮传染吗？有哪些传播途径？

疥疮能够传染，是人类最为流行的疾病之一。有症状的疥疮患者是主要的传染源，但症状不典型的患者也可引起传染流行。

疥疮有以下传播途径：①直接接触传播，一般需较长时间接触，如同床共睡、性接触等，尤其夜晚传播机会最大；②间接接触传播，疥螨可在各种物质表面生存 3 天，其中包括沙发、椅子、地板、衣物、被褥、马桶坐垫等，这些地方是可能的传染源；③医院内传播，被误诊为皮炎湿疹的患者收住院后可能引起病房内小范围的传播；④动物传播，动物疥螨与人型疥螨寄生的宿主不同，动物疥螨偶可传染给人，一般病期较短，症状不典型，且极少发生人群间的传播。

408. 疥疮是性病吗？

因该病可通过性接触传播，故可称为广义的性接触传播病，但不是以性接触为最主要传播途径，因此不属于经典的性病。

409. 疥疮有哪些表现？怎么知道是否得了疥疮？

疥疮有以下主要表现：①全身剧烈瘙痒，夜间更加严重；②躯干、四肢出现针尖或粟粒大小的红疙瘩或小水疱、脓疱，其中小水疱、小脓疱多见于手指缝及掌腕部；③会阴部，尤其男性的阴囊上常出现硬疙瘩、瘙痒，且不易消退。

如果出现上面提到的一些表现，就应尽快到正规医院的皮肤科进行显微镜检查，家中有相似患者时，也应同时检查，即可以知道是否得了疥疮。千万不可以自行治疗，以免影响检查的准确性，还可能引起继发症状而掩盖病情。

410. 疥疮的诊断依据是什么？

疥疮主要依据临床表现及显微镜检查来诊断。

411. 疥疮为什么常夜晚瘙痒明显？

这是疥虫的生活习性所决定的。疥虫喜暗怕光，夜间在温暖的被褥内活动较强，同时夜间在宿主皮肤上进行交配，在皮肤内的隧道中产卵，此期间还可分泌毒素，刺激皮肤，同时可引起皮肤的过敏反应，故而晚上瘙痒厉害。

412. 得了疥疮应怎么办？治疗疥疮的正确方法是什么？

首先应到正规医院的皮肤科进行检查确诊，并接受指导治疗。

治疗的正确方法是：①使用有效的外用药物杀虫、止痒，如10%硫黄软膏（儿童用5%的）、25%苯甲酸酯乳剂、丁香罗勒乳膏等；②严格遵照医生的嘱咐用药；③如家中数人患病或集体住宿多人患病，则应同时治疗，以免发生反复的交叉感染；④会阴部的硬疙瘩需用一些特殊药物治疗，如糖皮质激素类软膏或霜剂。

413. 疥疮能完全治好吗？怎样治疗才能又快又彻底？

疥疮可以完全治好。确诊此病后应遵照医生嘱咐正规用药。即治疗三部曲：①治疗前用热水、肥皂洗澡、换衣，同时更换床单、被罩。②全身自颈部以下，先搽皮疹，然后全部皮肤均匀涂搽药物，每天 1 次或早晚各 1 次，连续 3~4 天为一疗程。在治疗的 3~4 天内，患者最好不要洗澡，不要更换贴身内衣，以保证药效。如必须洗澡换衣，则应增加涂药次数。③一个疗程结束后，洗澡、换衣，并再次换洗床单、被罩。两周后复查，如果症状没有改善，化验检查仍发现有疥虫，需再重复治疗一个疗程。一般均可痊愈。不可自行长期使用治疗疥疮的外用药，因为这一类药物大多有刺激性，长期使用可引起刺激性皮炎，反而使症状加重。

另外，应注意治疗前后换下的衣裤、床单、被罩均应煮沸消毒、曝晒或用消毒液消毒；其次，患者家属或同住者应同时就医，进行检查，与患者同时治疗。

414. 疥疮需要和哪些病鉴别？

疥疮需与以下疾病区别：①寻常痒疹，此病小孩常见，四肢皮疹多且大，一般得病时间长，不会传染；②湿疹，此病皮疹比较多样，没有确切的好发部位，容易反复发作，不传染，少有多人同时发病的情况；③皮肤瘙痒症，此病仅见皮肤干燥，没有皮疹，冬天多见，不传染，很少集体发病。

415. 如何预防疥疮？

应注意以下方面：①注意个人卫生，勤洗澡、勤换衣；②出现症状后，及时就医，尽早确诊，以得到及时治疗；③患病后注意与家人或同住者减少密切接触；④不随便在外住宿；⑤患者用过的衣裤、被褥、床单、被罩要煮沸消毒或曝晒；⑥饲养宠物者，应经常为宠物洗澡，保持其干净卫生，以免出现动物疥螨的传染。

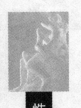

416. 使用疥疮患者的衣物、被褥会被传染吗？

因为疥虫离开人体后还能生活三天，所以患者用过的衣物、被褥上仍会有活的疥螨虫卵或成虫，因此使用患者的衣物、被褥有可能被传染。

417. 使用公共厕所、浴池会传染疥疮吗？

如公共厕所是蹲式马桶，一般传染机会很小；如果是坐式马桶，因疥螨可以在这些用具上生存3天，故疥疮患者使用过的物品，有一定的传染可能。但由于疥虫喜暗怕光，日间活动较少，刚好在马桶上存留的机会较少。

在公共浴池里，因疥螨在这些用品上均可生存3天，公共休息的椅子、床或反复使用的浴巾、毛巾等，如未彻底清洗、消毒，则被传染上的可能性很大。

418. 患疥疮能怀孕吗？

虽然未见疥疮影响胎儿的报道，但因疥疮夜间瘙痒严重，影响休息，严重者抓破可继发感染，这都有可能影响孕妇生活，进而可能影响胎儿的生长、发育，故建议患疥疮后最好经过正规治疗，彻底治愈后，再考虑怀孕。

419. 孕妇患疥疮对胎儿有影响吗？

据已知的国内外报道，尚未发现孕妇得了疥疮后对胎儿的生长、发育有严重影响的。疥疮对生产及哺乳会有怎样的影响呢？因疥螨常寄生于腋窝、乳房、下腹部、股内侧、外生殖器等部位，所以对分娩可能会有一定影响，有可能在分娩及哺乳中传染给婴儿，因此孕妇患病后更应及时就医，尽快使用正规有效的方法治疗，以尽量缩短病程，减少影响，而且选择外用药物时要慎重，最好选用硫黄软膏，其他杀虫药物最好少用或不用。

420. 得了疥疮需要吃药吗？

一般疥疮患者不需要口服药物治疗，个别症状较重或继发皮肤细菌感染者，可考虑加用口服抗组胺药物对症治疗及口服外用抗生素治疗。

421. 得了疥疮后患者应注意哪些问题？

患疥疮后患者应注意以下问题：①及时到正规医院皮肤科检查、治疗；②注意隔离，尤其与家属或同住者，也尽量避免与其他人密切接触；③患者使用过的衣服、被褥应煮沸、曝晒或用消毒水消毒；④应提醒密切接触者，包括家人或同住者及时检查，以便及时治疗，防止病情延误及进一步的传播；⑤及时查找传染源，尤其近年来饲养宠物者增多，注意查找动物传播途径。

422. 疥疮患者的家属应注意些什么？

家属应注意以下问题：①及时隔离患者，并监督治疗；②消毒患者使用过的衣服、被褥、用具等；③在患者未治愈前，尽可能减少接触，尤其是密切接触，如同床休息等；④发现有类似病情者，应尽快就医，及时确诊并隔离治疗。

423. 家属应怎样配合疥疮患者治疗？

　　首先，家属不应歧视、疏远患者，应帮助患者树立治病信心；其次，注意隔离，帮助患者清洗、消毒使用过的物品；再次，监督患者进行正规治疗，必要时帮助上药，不要怕传染，只要注意方法，一般是不会被传染的；最后，监督患者复查，以达到彻底治愈。

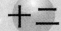

十二

几种应与性病相鉴别的生殖器皮肤黏膜疾病

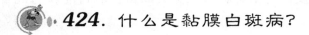

424. 什么是黏膜白斑病？

黏膜白斑病是指发生于口腔和外阴的角化过度、浸润肥厚、增生或萎缩性白斑。其临床特点以发生的时期、部位不同而各异。如发生在口腔黏膜的病变，为白色或乳白色角化、浸润肥厚的白斑，日久可形成溃疡。而外阴白斑主要发生于阴蒂、小阴唇和大阴唇的内侧，多为白色、灰蓝色或萎缩性病变。

425. 黏膜白斑是癌前期病变吗？

长期以来有关本病是否为癌前期病变的认识不一，经长期临床观察发现，多数患者为良性病变，癌前期病变仅占少数，尤其是女阴白斑绝大多数并非癌前期病变。

426. 外阴黏膜白斑是性病吗？

不是。本病虽然发生于外阴，在一定时期可以不同程度地影响生理功能，其致病因素非性接触，而是由于外阴潮湿、温度高等特殊环境及物理刺激所致。有人试验性将女阴白斑手术切除，将股部皮肤移植于该处，观察发现移植到外阴的正常皮肤逐渐发生类似病变。反之，将外阴白斑皮肤移植于股部，则见其逐渐恢复正常。足以证明局

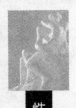

部的特殊环境是致病的重要因素。

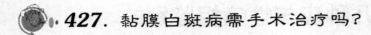427. 黏膜白斑病需手术治疗吗？

由于以前对本病认识不足，大多顾虑癌变，对其"谈虎色变"，而多建议及早手术切除。目前尽管各家报告不一，但多数认为手术并不能从根本上解决问题，反而可给患者带来更大痛苦，故目前新的认识不主张早期手术治疗。

428. 患了黏膜白斑病怎么办？

由于对本病的认识更新，原则是既不要紧张，恐惧癌变；也不要麻痹大意，尽管它的癌变率较低，但毕竟还是有一部分人终将发展成鳞癌。因此建议患者要定期到条件好的医院检查。做到早发现早治疗，防患于未然。

429. 什么是龟头炎？

龟头炎是指细菌、病毒、寄生虫、物理、化学等致病因素所引起的龟头黏膜炎症。也可将同时引致包皮黏膜的炎症称包皮炎。龟头包皮的黏膜同时发生炎症即为龟头包皮炎。

430. 龟头炎在临床上的分类和特点有哪些？

①急性浅表性龟头炎：为局部红斑、水肿、糜烂、渗出和出血；②环状溃烂性龟头炎：为龟头包皮环状红斑，继而形成溃疡；③念珠菌性龟头炎：为表面光滑的红斑、水肿、边缘轻度脱屑，有卫星状分布的丘疱疹和小脓疱，皮损镜检和培养可找到念珠菌；④浆细胞性龟

头炎：多见于中年，为单个、多发的经久不愈的斑块，红斑浸润明显；⑤阿米巴性龟头炎：为浸润、糜烂、溃疡，组织坏死涂片可找到阿米巴原虫；⑥云母状和角化性假上皮瘤性龟头炎：为浸润肥厚、角化过度并有云母状痂皮，呈银白色；⑦滴虫性龟头炎：为丘疹、红斑、水疱及糜烂，分泌物中可找到滴虫；⑧疥疮性龟头炎：为丘疹、丘疱疹、结节，皮损处可找到疥虫。

431. 患了龟头炎怎么办？

患了龟头炎一定要到条件好的医院就诊，进行必要的检查，及早明确诊断，及时予以有针对性的治疗。如包皮过长引起的炎症要积极抗炎治疗，待炎症控制后再行包皮环切，同时要注意保持个人及局部卫生清洁，避免刺激，视病情予以湿敷、消炎及收敛药剂。有全身症状者可全身应用抗生素。

432. 什么是股癣，股癣是性病吗？

股癣是由致病性真菌侵犯阴股部皮肤，引致环状或半环状皮损，也是人们常说的"骑马癣"，实际上是体癣的一种。

股癣不是性病。它是由致病性真菌感染特殊环境或条件下的皮肤后而致病，不属于性病范畴；但密切接触使真菌感染的机会增多。患有股癣的患者要积极治疗，并尽量避免性接触。

433. 股癣有什么临床特点？

该病多发于阴囊对侧的大腿根部皮肤，单或双侧，初起为小片红斑、被覆细屑，逐渐向周围蔓延，典型者呈环状或半环状，境界清楚，其上有丘疹、水疱、结痂，中心可自愈，呈正常肤色、淡棕色或暗红色。日久者则局部皮肤发生浸润增厚呈苔藓化，伴有痒感。重者可扩展至会阴、肛周等。单发在臀部者为臀癣。

434. 引起股癣的致病菌有哪些？

综合国内资料，主要是由红色毛癣菌（占65.7%）、石膏样毛癣菌（占16.8%）及絮状表皮癣菌（占6.8%）引起。此外还有断发毛癣菌、铁锈色小孢子菌、玫瑰色毛癣菌、疣状毛癣菌、羊毛状小孢子菌等。可因地区不同而致病菌有所不同。

435. 股癣是怎样发生的？

因为阴、股部皮肤嫩薄、多汗、潮湿，加之内裤过紧时，使局部皮肤受压，血循环障碍，抵抗力降低，一旦卫生条件不好，则易招致真菌侵袭而患本病。临床上男多于女。体胖者及司机更易罹患此病。

436. 治疗股癣的常用药物有哪些？

股癣属浅表真菌感染，治疗以外用药物为主。临床应用的抗真菌药较多，一般用盐酸特比萘芬、1%~2%克霉唑、1%益康唑。低浓度的复方水杨酸制剂仍为有效廉价的常用药物。有报告益康唑治愈率达97%。全身治疗有盐酸特比萘芬、伊曲康唑、疗霉舒、三维康等，均可治愈本病。但考虑到其副作用较大、价格昂贵，停药后又可复发，故不主张常规选用。

437. 治疗股癣为什么不能用激素软膏？

由于局部使用皮质类固醇激素软膏后，皮肤的免疫功能受到抑制，抗病能力低下；同时可引起表皮代谢减慢，角质脱落延缓，这些衰败而未及时脱落的组织细胞则成了真菌良好的"培养基"，使本来滞留于表皮的真菌得此环境即大量生长繁殖。临床上常见肤轻松、皮炎平初用后尚感有效，继而越用皮损越大，即为该类药膏的错误使用所造成。

438. 使用激素、软膏后股癣加重怎么办？

由于激素软膏的错误使用，而引起股癣患处皮肤迅速向急性炎症状态发展；局部出现红肿、痒、丘疹、丘疱疹、水疱或脓疱，甚者糜烂、渗出等。此时应到条件好的医院，明确诊断，停用激素类软膏，首先予以安抚收敛剂及对症治疗，待急性炎症消退后再给予抗真菌药物。

439. 股癣能预防吗？

根据阴股部的生理及真菌致病的特点，预防股癣应该做到如下方面：①着内裤要尽量宽松，保持局部干燥，讲究个人及局部卫生；②积极治疗足癣、甲癣及身体其他部位的真菌病灶，治疗要彻底，时间要够长；③有足癣患者的家庭，除了患者积极治疗外，应该将洗脚盆、擦澡巾等分开，不能混用。

440. 什么是干燥闭塞性龟头炎，这种病是性病吗？

该病是多种原因所致的慢性龟头炎，长期不愈，不断发展成为阴茎干枯，或称硬化萎缩性苔藓。

本病不是性病。它虽然发生在外阴生殖器，但它的发病并非性接

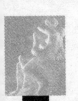

触感染所致，由于病变使龟头发生干枯而不同程度地影响性生活，会给患者带来难言之苦。

441. 干燥闭塞性龟头炎有哪些临床表现？

早期为慢性龟头炎，皮肤呈棕红色、浸润、肥厚、脱屑，以后患处出现象牙色白斑。组织萎缩纤维化引起尿道狭窄、包皮粘连或萎缩，严重时引起排尿困难及性功能障碍。

442. 干燥闭塞性龟头炎引起尿道狭窄怎么办？

首先要去除病因。在条件好的医院由专科医师进行包皮松解或尿道扩张术。

443. 什么是坏疽性龟头炎，这种病是性病吗？

坏疽性龟头炎又称崩溃性龟头炎，是由多种原因造成的急性或慢性破坏性溃疡性病变。病初始于龟头包皮，逐渐向阴茎扩散，引起附近淋巴结肿大，严重时阴茎溃疡、坏死和脱落。

坏疽性龟头炎不是性病。本病是由于诸多原因造成的局部血液循环障碍，加之继发性感染而引起的龟头病变。虽然不是性接触染病，但因龟头或阴茎的病变，可严重影响患者的性生活，因此要早期发现、早期诊断、早期治疗。

444. 为什么老年人易患坏疽性龟头炎?

由于机体的免疫、代谢能力随着年龄的增长而逐渐降低。老年人表现更突出。尤其是在年老体弱、免疫功能缺陷、糖尿病患者更易造成全身及局部血循环、代谢障碍,加之坐卧时间长,局部组织缺血、坏死、溃疡及感染导致罹患本病,因此老年人多发。

445. 患了坏疽性龟头炎怎么办?

该病是多种原因引起的疾患,预后不良。一旦怀疑患本病时,患者即应到条件好的医院进一步明确诊断,尽量找到病因。有针对性地对症治疗,才能收到较好的效果,切不可"病急"乱投医,延误诊断及治疗。

446. 坏疽性龟头炎保守治疗失败后怎么办?

早期的诊断及有效的治疗可以及时地控制和稳定病情或使病变逆转。但终有少数患者因初期重视不够,只注重局部治疗,而忽视了全身治疗,延误了早期诊治的时机,使保守治疗失败。此时即应到条件好的医院采取手术治疗,以防病情进一步发展。

447. 什么是珍珠状阴茎丘疹病,这种病是性病吗?

多数认为本病可能是生理发育上的变异,无生理功能障碍。珍珠状阴茎丘疹病不是性病。这是一种常见且被许多人关心的疾病。常常在不知不觉中发现,无自觉症状,非性接触患病,部分患者症状随着年龄增长而消退。

448. 正常人患珍珠状阴茎丘疹病的有多少?

本病因无自觉症状,多被忽视,或因不洁性交后怀疑染有性病而被发现,前来就诊。该病预后良好,发病年龄多在 20~40 岁间。有人调查约有 10% 的正常人阴茎不同程度地患有此病。

449. 珍珠状阴茎丘疹病多发于哪些部位?

该病的丘疹多数发生在冠状沟的背侧,其次是两侧,也有一部分发生在系带及龟头上。

多于冠状沟处呈珍珠状、圆锥状、球状或不规则状白色、黄色或红色的半透明丘疹。单个丘疹 1~3 毫米,小者如针尖、粟粒。常沿冠状沟呈环状排列。孤立不融合,质较硬实,无压痛,也不破溃。日久也无明显长大。

450. 珍珠状阴茎丘疹病应与哪些疾病鉴别?

根据本病的发病部位及皮损特点一般诊断不难。但有些单发或不规则皮损应与尖锐湿疣及异位性皮脂腺病相鉴别。

451. 珍珠状阴茎丘疹病与尖锐湿疣怎样区别?

本病皮损多呈珍珠状,为白色、黄色或红色的半透明丘疹,沿冠状沟排列一至数行,丘疹硬实,不易破溃出血,大小一般不会随着时间的推移产生变化。醋白试验阴性。而尖锐湿疣可以发生于生殖器的任何部位，皮损初起细小淡红色丘疹，渐长大、增多、融合，表面凸凹不平，湿润柔软呈乳头样、蕈样或菜花样突起、根部有蒂，呈红或污灰色。大多有不洁性交史。醋白试验阳性。

452. 珍珠状阴茎丘疹病与尖锐湿疣临床难以鉴别时怎么办？

在单发或皮损不规则，临床上难以明确诊断时，可以采用组织学检查或分子生物学检查，取标本做 HPV-6，11，16，18 的 PCR 检查。由于尖锐湿疣所感染的病毒种类不同而呈现不同的阳性结果。该项检查除了明确诊断外，可以分出感染病毒的种类及有无癌变之可能性。而在珍珠状阴茎丘疹病，则该试验呈阴性反应。

453. 珍珠状阴茎丘疹病需要治疗吗？

一般不需要治疗。本病因生理发育上的变异而发病，而且无自觉症状，无生理功能障碍，预后良好。且部分患者成年后症状可缓慢消退。但对一些单发、丘疹较大者可以做冷冻或激光治疗。

454. 什么是阴茎硬化性淋巴管炎，这种病是性病吗？

本病是由多种因素引起的阴茎淋巴管纤维组织增长、淋巴管硬化肥厚性改变的疾病。一般无自觉症状，为好发于冠状沟部位的弯曲的蚯蚓状的软骨硬度的索状物。临床多见于 30~40 岁患者。

阴茎硬化性淋巴管炎发病原因不明确，但多见于创伤、局部机械刺激、病毒感染后，为非性接触感染性疾病，故不是性病。因为一般无自觉症状，病程有自限性，多数患者可自行消退。

455. 什么是黏膜银屑病，这种病是性病吗？

该病是银屑病中的一个少见临床型。常发生在龟头及包皮的内面，皮损界限清楚，为光滑干燥性红斑，刮之有白色鳞屑。亦见于口腔及眼结合膜等处。损害为乳白色、灰白色或灰黄色的丘疹或肥厚斑片，周围有红晕，基底浸润，表面有浸渍状，剥离后见有点状出血，露出鲜红的糜烂面。该病可单发，但大多在身体其他部位有银屑病皮损。

黏膜银屑病虽然发生在龟头及包皮等生殖器部位，但并非性接触传染，所以不是性病。

456. 患了黏膜银屑病怎么办？

由于龟头包皮出现红斑鳞屑性的黏膜损害，误认为患了性病，往往引起患者的心理恐慌，而"病急乱投医"，以致误诊误治。患者应到条件好的医院，明确诊断后，再行有针对性的治疗。

457. 黏膜银屑病怎样治疗？

该病只有少数单发，大部分同时有全身或其他部位的皮损。应在医生的指导下，进行全身或局部的治疗。尤其是外用药物，应该使用一些浓度较低，刺激性较少的药物。

458. 黏膜银屑病影响性生活吗？

一般情况下不影响性生活，由于本病机械性刺激及外伤后可出现同形反应或加重病情，所以本病患者虽然不传染他人，仍应尽量减少或暂时避免过性生活。

459. 什么是扁平苔藓？

该病好发于青年及成人。主要病变在皮肤及黏膜上，少数发病在指（趾）甲及毛发。典型皮损为粟粒或绿豆大，多角形，紫色或暗红色扁平丘疹。表面有蜡样薄膜及细浅的网状白色条纹（Wickham 纹）。

460. 生殖器扁平苔藓有什么特点？

生殖器黏膜是扁平苔藓的好发部位，男性多发于龟头，其次是包皮、阴茎及阴囊。女性多见于大阴唇内侧，其次为小阴唇、阴蒂、前庭、阴道及子宫颈。黏膜损害的特点为树枝状或网状的白色细纹。也可有充血、水肿、糜烂、溃疡、水疱、硬结等特殊类型的损害。

461. 生殖器扁平苔藓应与哪些病鉴别？

由于在生殖器黏膜发生红斑、鳞屑性皮损的病较多，与该病常易混淆的有硬化萎缩性苔藓、白斑病等，前者好发于外阴、肛门，为淡白色扁平丘疹，周围有红晕，丘疹表面有黑头粉刺样角质栓。晚期呈现羊皮纸样皱纹。后者仅发生在口腔及女阴黏膜。其损害为微隆起的白色小斑块，质较硬。而本病则为白色小丘疹、排列成细网状或树枝状。组织病理检查有助于鉴别诊断。

462. 生殖器扁平苔藓怎么治疗？

由于本病致病因素不肯定，目前常用药物首选如氯喹每次 0.125 克，日服 2 次，连续 3 个月。经济、方便、有一定疗效。其次为氨苯砜，有人认为对本病有较好疗效。也可用维A酸1日3次，1次10毫克，损害局限者可予去炎舒松-A、去炎松加0.25%~0.5%普鲁卡因稀释后做损害局部封闭。每周一次，或对小范围的溃疡性损害及怀疑有癌变者，可行外科手术切除。

463. 什么是红色增生病，这种病是性病吗？

本病又叫 Queyrat 红色增生病，也叫红色肥厚病。是发生在外生殖器如龟头、包皮、阴唇的一种癌前期病变，又叫龟头原位癌。因为它不是通过性接触而获得的，所以不是性病。

464. 红色增生病有什么临床表现？

本病多发生于包茎或包皮过长的龟头，少见于阴唇、口唇及颊黏膜。损害为边界清楚的红色斑块，略隆起于表面，发亮，呈圆形或卵圆形。单发或多发，互相融合，少数皮损呈天鹅绒状、颗粒状或乳头状，偶有破溃及糜烂。一般无自觉症状。呈慢性经过，少数患者最终可演变成鳞癌。

465. 红色增生病的病理特点是什么？

本病的病理特点为表皮不规则增厚，网状钉突延长，上皮细胞异形，大小形状不同、染色或多核，核丝分裂增加，有角化不良细胞，真皮炎性细胞浸润；似鲍温病样组织象。

466. 红色增生病应与哪些疾病鉴别？

本病应与发生在龟头、阴唇部位的黏膜银屑病和黏膜扁平苔藓相鉴别。前者有红斑且有不同程度的鳞屑，同时身体其他部位可有银屑病皮损。病理有特征性改变。而后者皮损扁平，紫色或暗红色，连成环形、弧形或片状。病理象也不同。

467. 什么是硬化性萎缩性苔藓，这种病是性病吗？

该病又称白色苔藓、硬斑病性扁平苔藓、硬化性苔藓。好发于男女外生殖器部位，皮损为瓷白色扁平丘疹，中央见有角栓，晚期出现羊皮纸样萎缩的一种疾病。最多见于绝经期妇女，也可见于女孩，后者到青春期常自然痊愈。发病率女多于男。女阴的硬化性萎缩性苔藓又叫女阴干枯。此病不是性病。

468. 硬化性萎缩性苔藓的好发部位是哪里？

本病最好发于女性的外生殖器及男性的龟头、包皮，也可见于肛门、躯干、脐周、颈、腋窝、乳房及腕屈面。但也有全身泛发病例。

469. 硬化性萎缩性苔藓的特点是什么？

本病的皮损特点为瓷白色的扁平丘疹，中央有小的黑头粉刺样毛囊性角质栓。丘疹初期为绿豆或更大之圆形、卵圆形或不规则形。界限清、有光泽，不融合，后期出现羊皮纸样萎缩，且可互相融合成界限清楚的白色斑片。晚期皮损萎缩成略微凹陷的瘢痕。

470. 女阴硬化性萎缩性苔藓有什么特点？

该病又叫女阴干枯，特征为界限清楚的淡白色损害，可累及大小阴唇，可延伸至会阴、肛周和腹股沟，伴瘙痒。由于搔抓可出现表皮浸渍褶烂，也偶可见水疱、大疱及出血性损害，常有疼痛感。有的肛周会阴部皮损呈"8"字形或哑铃的球部。大小阴唇、阴蒂及系带可完全萎缩，阴道口变窄。

471. 女阴硬化性萎缩性苔藓会癌变吗？

有人对文献复习后认为本病鳞癌的发生率为 3%，有临床观察报告发病率为 6%，也有人在做女阴癌细胞检查时发现，竟有 45% ~ 61%的人有女阴硬化性萎缩性苔藓。尽管报告发病率不一致，但毕竟有一部分最终将发展为鳞癌，这是可以肯定的，应引起重视。

472. 患女阴硬化性萎缩性苔藓怎么办？

当怀疑患有该病时，患者应到条件好的医院进行检查，以明确诊断。积极配合医生进行长期的观察和对症治疗。做到能及时及早地发现皮损的变化。争取尽可能早地采取必要的治疗。

473. 硬化性萎缩性苔藓应与哪些疾病鉴别？

本病及扁平苔藓的区别：后者为紫红色扁平丘疹、萎缩发白、无羊皮纸样皱纹。与斑块状硬皮病及点滴状硬皮病的区别：后者皮损为境界清楚的斑状或点滴状水肿、硬化、边缘有紫红晕，中心呈象牙光泽或黄白色硬肿。与斑状萎缩的区别：后者主要发病于躯干上部，患处皮肤变薄，呈淡蓝白色。稍隆起。组织病理有其特点，可助鉴别。

474. 硬化性萎缩性苔藓如何治疗？

患本病的部分患者，尤其是儿童和年轻女性患者症状可以自行消退，故一般早期不主张积极治疗。仅予以对症处理，如治疗外阴及肛周的瘙痒等。必要时可内服维生素 A 和维生素 E、己烯雌酚、氯喹等。局部可用曲安西龙（去炎松）封闭。外用止痒剂等。因本病术后给患者造成的痛苦极大，且有 50% 的病例复发。所以，在没有较明显的恶变时，不主张早期手术切除。

475. 什么是急性女阴溃疡，这种病是

性病吗？

目前本病病因说法不一，部分人认为病因不清；部分人认为是由革兰染色阳性的粗大杆菌感染引起的女性外阴皮肤、黏膜的溃疡，伴有不同程度的全身症状。起病突然，病程一般 3~4 周。

本病是由革兰染色阳性粗大杆菌引起的女阴黏膜溃疡性病变。损害大小轻重不一，可不同程度地影响性生活，但此病属非性接触传染性疾病，故不是性病。

476. 急性女阴溃疡发病的部位及特点是

什么？

本病好发于女性大小阴唇的内侧和前庭黏膜，溃疡自米粒大至 2厘米不等，溃疡程度不同，轻者病变表浅，数量少，病程相对短，但可反复发作。一般无全身症状，重者溃疡面积大，病变深，发展快，常伴全身症状，起病急，附近淋巴结肿大，坏疽性溃疡常见于糖尿病、免疫功能低下者。溃疡大而深，周围红肿，中心坏死，愈后留有

明显的瘢痕。全身及局部症状明显。

477. 急性女阴溃疡应与哪些疾病鉴别？

本病与贝赫切特综合征的区别：后者是以口腔黏膜溃疡、眼部疾患、生殖器损害和皮疹四大症状为其特点，组织病理有其特征。生殖器疱疹则以其不洁性交史，生殖器部位反复起水疱、糜烂、血 HSV 阳性有别于本病。梅毒患者有不洁性交史、硬下疳、梅毒疹，病变处可查到螺旋体有助鉴别诊断。与真菌感染区别：后者多见于念珠菌感染，一般为年老、体弱者，皮损为光滑的亮红斑，界限清，损害处可查到念珠菌，可帮助诊断。

478. 急性女阴溃疡怎样治疗？

由于本病病因不肯定。目前尚无特殊治疗方法。部分患者病程有自限性。可依患者的具体情况给予皮质类固醇激素软膏及抗生素软膏外用。有明显全身症状者可给予皮质类固醇激素和抗生素。必要时可给予球蛋白肌内注射或全身支持疗法。

479. 什么是贝赫切特综合证，它是性病吗？

本病又称眼、口、生殖器综合征。病因不明确，有感染学说及自身免疫学说，多发于青、壮年，男多于女。以口、外生殖器溃疡和虹膜炎三联症为其主要特点。也可出现多系统损害。由于此病为非性接触传染，所以不是性病。

480. 贝赫切特综合证生殖器溃疡临床有什么
特点？

本病溃疡的发生女性多于男性。男性发生率低，症状亦轻，而女性大多数都有外生殖器溃疡。发生较早，且症状明显，皮损主要发生在大小阴唇，部分可发生于阴道和子宫颈。溃疡常伴有明显的疼痛，持续 1~3 周渐愈。伴有淋巴结肿大。深在性溃疡愈后留有瘢痕。

481. 贝赫切特综合证生殖器溃疡应与哪些
疾病鉴别？

（1）本病与女阴溃疡区别：后者发病年龄较小，多见于大小阴唇，起病急，溃疡大小不等，细菌学检查可查到粗大杆菌。

（2）与硬下疳的区别：本病溃疡不硬，有疼痛，并反复发作，无不洁性交史，查不到梅毒螺旋体。

（3）与生殖器疱疹的区别：生殖器疱疹有小水疱，之后破溃形成浅溃疡。病程较短，一周左右即可痊愈。血清中单纯疱疹病毒抗体阳性可确诊。

482. 贝赫切特综合证生殖器溃疡应如何
治疗？

在全身治疗的同时应注意外阴的清洁卫生，给予高锰酸钾液局部清洗。晾干后涂抗生素软膏。

483. 什么是阴茎结核疹?

本病为发生于龟头部位局限性的丘疹、溃疡及瘢痕。有人认为结核疹应具有结核菌素试验阳性,同时有结核病存在,有抗结核治疗效果佳的特点。但本病则多见于一般健康状况良好的年轻人。

484. 阴茎结核疹的临床特点是什么?

本病的皮疹初期为粟粒大至豌豆大的丘疹和结节,呈红色或暗红色,边缘清楚、较坚韧。慢慢由顶部化脓,破溃形成溃疡,为潜凿形,基底坏死、被覆灰白色薄膜或稀薄脓性分泌物。病程1~2年,愈后留凹陷性瘢痕。

485. 阴茎结核疹应与哪些疾病鉴别?

本病与硬下疳的区别:后者有不洁性交史,溃疡为软骨样硬度,无痛。梅毒血清反应阳性,溃疡处能查到梅毒螺旋体,青霉素治疗有效。与软下疳的区别:后者有不洁性交史,自觉疼痛,有横痃发生,皮损处可查到杜克雷嗜血杆菌,磺胺及四环素治疗有效。与生殖器疱疹的区别在于后者原发为小水疱、浅小溃疡,病程短,不遗留瘢痕。

486. 阴茎结核疹的预后怎样?

因本病的皮损为潜凿性溃疡,可造成较深层组织的坏死,愈后可引起龟头萎缩变形,可不同程度地影响性生活。

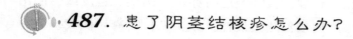 **487.** 患了阴茎结核疹怎么办?

当疑本病时,即应及时到有条件的医院进行全面的体检,明确诊断,积极进行全身治疗和必要的局部治疗,尽可能地减轻局部组织破坏,促使其愈合,改善预后。

488. 阴茎结核疹怎样治疗?

本病的致病菌为结核杆菌。抗结核治疗应正规、系统、长程、有效。局部要保持清洁卫生,防止摩擦,对症处理,促进愈合。

489. 什么是核黄素,什么是核黄素缺乏?

核黄素也叫维生素 B_2,为水溶性 B 族维生素中的一种。是以食物为能量来源的生化过程所必需的,可转化为活性磷酸化代谢物黄素单核苷酸和黄素腺嘌呤二核苷酸。二者均为组织呼吸的重要辅酶。当缺乏时可导致核黄素缺乏的系列临床病症。

由于饮食摄入不足或因肠道疾病所致核黄素合成减少,而引起核黄素缺乏性唇炎、舌炎、口角炎、阴囊炎、结膜炎、角膜炎、脂溢性皮炎等。

490. 核黄素缺乏所致阴囊炎有什么表现?

临床上根据该病皮损分为三型。①皮炎或红斑型:最多见。皮损常对称分布于阴囊正中缝两侧,呈大小不等,界限清楚的淡红斑,被覆灰色或褐色发亮鳞屑,重者边缘有棕色厚痂。②湿疹型:为阴囊前壁限局性或弥漫性干燥、脱屑或结痂,日久浸润肥厚,皱纹加深,或有糜烂、渗液、化脓或皲裂。慢性经过时亦可见阴茎、包皮或会阴出现同样病变。③丘疹鳞屑型：此型最轻，亦少见，阴囊一侧或一处有针头至豆大圆形丘疹。上覆干燥黏着性灰白色发亮鳞屑或棕色痂皮。损害可少量存在，或密集成群，甚至融合成斑片。

491. 核黄素性阴囊炎传染吗？

本病致病原因明确，属食物中含量不足，摄入减少或因肠道慢性疾病导致吸收、合成障碍造成核黄素的缺乏。而引起口、眼、阴部等多器官非化脓性炎症，而非传播疾病因素或接触所致。因此不属于性病也不传染他人。

492. 患了核黄素性阴囊炎怎么办？

当怀疑自己患有阴囊炎时，即应到有条件的医院就诊检查，当明确诊断后，应尽可能地找到致病原因，在去除病因的同时，可予以补充核黄素类药物。常用的方法为口服维生素 B_2 片剂。每日 40~50 毫克，分 3 次服。直至症状及体征消退。局部可给予保护性对症治疗，如用 1∶5000 高锰酸钾液洗患处，或用 3% 硼酸液湿敷。视病情外涂硼锌糊、湿疹膏、红霉素软膏等。严重时应限制活动，减少或避免摩擦。

493. 核黄素性阴囊炎如何预防？

由于核黄素主要来源于食物，所以正常膳食要尽可能地多给予富含核黄素的新鲜食物，如动物的肝、心、肾、乳、蛋及黄豆、菠菜等。饮食条件受限时，可经常小剂量口服维生素 B_2 片，以补充饮食摄入不足。有慢性肠道疾患时，要积极治疗。并注意合理应用抗生素，保护肠内正常菌群，以利于维生素的合成和吸收。

494. 何为赖特尔病（Reiter's disease），这种病是性病吗？

本病又称 Reiter 综合征，或黏膜-皮肤-眼综合征，或组织抗原病等。其特点为非化脓性关节炎、尿道炎及结膜炎，可伴有环状龟头炎、口腔黏膜损害、虹膜炎及银屑病样皮肤改变。

由于本病病因不肯定，虽不是经典性病，但如为螺旋体、衣原体、支原体及淋球菌感染者则具有性接触传染性。除此以外原因者则不具有性接触传染性。

495. 赖特尔病的病因是什么？

本病目前尚无明确的病因，最初认为是由于螺旋体感染所致，也有发生于淋病之后的，也有报告受衣原体或支原体感染引起的。痢疾患者中 1.4‰ 发生本病。由于本病皮损伴有蛎壳样银屑病皮疹，最终发生典型的银屑病，故也有人认为可能是银屑病的一种特异类型。有人调查发现，具有 HLA-B27 抗原的青年男性，同族兄弟中均患有本病，即使生活、居住不在一地，也可有数人发生本病，故也认为本病有遗传倾向。

496. 赖特尔病有什么临床特点？

本病主要表现为尿道炎、结膜炎、关节炎和皮肤黏膜的病变。上述四症可同时存在，也可先后发生。皮肤黏膜症状以蛎壳样银屑病及角化为主。头部、会阴、躯干、掌跖等处可见有小水疱、脓疱、角化过度、脱屑或多形性损害。泌尿道症状为血尿、尿痛、尿道有脓性分泌物。眼部症状，约 50% 发生有结膜炎。关节病变表现为红、肿、热、痛及功能障碍等急性关节炎症状。

497. 赖特尔病应与哪些疾病鉴别？

根据非特异性尿道炎、结膜炎、关节炎及皮肤黏膜之典型表现可以诊断本病。不典型病例需经观察随访才能确诊。临床应与贝赫切特综合征区别，后者为虹膜睫状体炎、阿弗他口炎、生殖器疼痛性溃疡等病变，一般不发生尿道炎，皮肤为毛囊炎或结节性红斑，针刺同形反应阳性。另外有关节症状者应除外风湿性关节炎、淋病性关节炎及关节型银屑病、强直性脊柱炎等。

498. 患赖特尔病还能同房吗？

如果本病发生于梅毒、淋病、非淋菌性尿道炎病中或病后，则应禁止过性生活。需经正规治疗完全治愈后才能恢复。即使非性病致病因素所引起者，也应限制性生活，以利于保护和促进康复。

499. 患了赖特尔病怎么办？

首先应该到有条件的医院就诊，以明确诊断。有性病者应正规治疗。在急性期应充分休息，并可服阿司匹林，每天 2～4 克，泼尼松每天 40～60 毫克。有关节及皮肤病变者可予甲氨蝶呤口服或注射。慢性期关节功能障碍或疼痛者，可口服氯喹和吲哚美辛（消炎痛）等。

500. 什么是女性假性湿疣，这种病是性病吗？

假性湿疣又称多毛状小阴唇，是指在女性小阴唇的内侧有淡红色的丘疹，1～2毫米大小，呈多发性，聚集性，颗粒状，融合成片，左右对称分布；另一种表现是有绒毛状突起，犹如地毯绒毛。本病不是性病。

501. 正常女性患女性假性湿疣的有多少？

本病一般无自觉症状。多见于青年妇女，未婚和已婚均可发生，发病年龄主要在18～40岁之间，发病率为16%～18%。

502. 为什么有些女性会得女性假性湿疣？

其病因尚且不清，有人提出与真菌的感染有关；认为与外阴的长期慢性非特异性刺激或摩擦导致的腺体增生有关。其临床表现与尖锐湿疣有明显区别。但是，近年来被误诊为尖锐湿疣者不少见。尤其是患者看了报纸杂志后，常"对号入座"，怀疑自己是否患了尖锐湿疣，给自己带来不必要的心理负担。

503. 女性假性湿疣和尖锐湿疣怎样区别？

多毛状小阴唇属非性传播疾病，病程较长，多在半年以上；皮损主要分布在小阴唇内侧面，左右对称分布；皮损为淡红色丘疹，也有的呈丝状。尖锐湿疣属性传播疾病；多在感染病毒2～3个月后发病，发展快，易复发；主要发生在阴道口、肛门、会阴、小阴唇等部位；

皮损较大，如菜花样。

 504. 得了女性假性湿疣怎么办？

假性湿疣是一种与发育有关的良性乳头状瘤，对健康无任何影响，且丘疹发展有自限性，因此一般不需要治疗，有的患者可由于体内激素的改变，或除去霉菌后，丘疹可逐渐自动消失。如有上述病情者，最好到正规医院专科门诊就诊，早日诊断，莫造成不必要的烦恼。

 505. 什么叫鲍温样丘疹病？

鲍温样丘疹病主要特点是在生殖器部位发生单个或多个大小不等的斑丘疹，良性经过，而病理改变呈原位癌样改变。有关医学专家研究发现，本病的发生可能与 HPV 病毒感染有关。

 506. 鲍温样丘疹病有什么临床表现？

鲍温样丘疹病好发于青年，皮损好发于腹股沟、外生殖器及肛周的皮肤黏膜，男性多见于阴茎、龟头，女性多发生于大小阴唇及肛周。皮损为单个或多个粟粒至豌豆大圆形、椭圆形或不规则的色素性丘疹，为肉色或红褐色，丘疹表面可光亮或轻度角化，散在分布或群集排列成线状、环状，个别可融合成斑块。一般无自觉症状，少数患者偶有瘙痒及烧灼感。病程进展缓慢，少数患者皮损可自然消退，但易复发。

507. 得了鲍温样丘疹病怎么办？

怀疑自己得了鲍温样丘疹病应该到医院就诊，一经确诊应尽早治疗。电灼、冷冻、二氧化碳激光、手术等均可采用，但以手术切除效果最可靠，亦可局部外涂氟尿嘧啶软膏，每日 2 次，或外涂 0.025% 斑蝥素脂溶性乳剂，每日 1 次。

508. 什么是阴茎癌，有哪些临床特证？

阴茎癌是男性生殖器官肿瘤之一，诊断主要通过临床表现和病理切片检查。阴茎癌大体可分为乳头状型（或菜花型）及浸润型（或溃疡癌）两种。阴茎癌好发于 40～60 岁男性，起始于阴茎头和包皮内板，临床症状一般比较典型。早期阴茎癌可表现为阴茎头或包皮上皮肥厚，但不易被发现。继之阴茎头部出现丘疹、疣和菜花样斑块及溃疡，随后发生糜烂，边缘硬而不整齐，引起刺痛或灼痛，有脓性恶臭分泌物。晚期可呈菜花样从包皮口穿出。对于有包茎的患者，由于早期阴茎癌深藏于包皮深面，肉眼不能察觉，但可引起阴茎刺痒、疼痛，阴茎前端常有脓性分泌物流出。如果隔着包皮仔细触诊，可触及肿块或结节感，局部有触痛。晚期时肿瘤溃破海绵体筋膜及包皮向外突出，即出现阴茎癌的典型表现。

509. 什么情况下要怀疑得了阴茎癌？

根据以上典型表现，如发现阴茎头部肿块、溃疡伴有恶臭分泌物，溃疡边缘隆起，经久不愈，日趋扩展，则诊断阴茎癌多无困难。对于有包茎或包皮过长者，如隔着包皮触摸到可疑肿块的患者，必须施行包皮环切术，同时对肿块进行活检，做病理切片检查，以明确诊断。

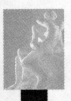

510. 阴茎癌的病因是什么？

现代医学认为，阴茎癌的发病与包茎或包皮过长密切相关，约有90%的阴茎癌患者合并包茎和包皮过长。犹太人则罕见阴茎癌（因其生后第八天即行包皮环切术）。肿瘤可以生长在龟头、冠状沟及包皮上，像一个硬结节、斑块或乳头状病变，最终发展到浸润、溃疡及蕈样变，再进一步侵犯阴茎海绵体、尿道、腹壁。

511. 怎样预防阴茎癌？

（1）加强卫生宣传，将有关预防知识告诉大家。

（2）包茎或包皮过长者，宜及早手术割除包皮，这是本病较为有效的预防措施。

（3）包皮过长者，应经常甚至每日翻转洗涤，以保持清洁。

（4）阴茎发生赘生物、白斑等，宜及时治疗，以防癌变。

（5）敷千金散等外用药时，药量宜少，同时不宜敷在正常组织上，以免中毒及损害正常组织。用药物后，如有分泌物渗出，宜随时擦净，以免损害皮肤。

512. 是不是阴茎长结节都要怀疑阴茎癌？

阴茎结节并不等于阴茎癌。有的男性在阴茎上长了一个或多个结节，不知道是什么原因，便成了心事，惶惶不可终日，以为得了阴茎癌。的确，阴茎癌在发病时，患者可以在阴茎头部摸到硬结。但是有了结节并不等于阴茎癌，造成这种症状的原因还有以下几种：阴茎结核，起初为一小硬结，多出现于阴茎头，无任何不适，以后会出现溃疡；包皮结石，由于包皮外口狭窄，尿液或包皮垢滞留于包皮腔内，尿盐沉淀而形成结石，从外边可以摸到，能活动。患者平时无异常疼痛，或仅有阴茎局部轻微疼痛，阴茎勃起时疼痛明显，检查可在阴茎上摸到条索状硬斑块。

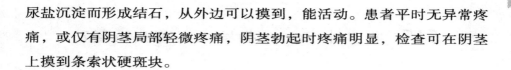

513. 阴茎癌与阴茎尖锐湿疣如何区别？

阴茎鳞状细胞癌应与阴茎巨大尖锐湿疣鉴别。后者体积常较大，形成菜花状充满于包皮内，有时可穿出包皮或压迫阴茎头引起海绵体萎缩或破坏，可有继发感染，形成溃疡，而误认为阴茎鳞状细胞癌。但巨大尖锐湿疣的乳头隆起较大，棘细胞层明显增厚，角化不全显著，在上皮的中、表层可见空泡细胞，各层细胞的分化及极向保持良好，基底膜完整，其下间质内有较多淋巴细胞浸润等，可与阴茎癌鉴别。但阴茎巨大尖锐湿疣也有可能恶变为鳞状细胞癌。

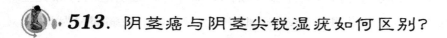

514. 什么是乳房外佩吉特病（Paget's disease）？

本病又名湿疹样癌，乳房外佩吉特病多发于40~60岁的患者。皮损为外阴部位边界清楚的红色斑片，表面渗液结痂或角化脱屑，逐渐向四周扩散，数月或数年后形成湿疹样变，重者可形成溃疡，长期不愈，是一种特殊类型的癌性病变，多发生于女性乳房，也可发生于男性乳房及其他富有大汗腺的区域，因其临床表现甚似湿疹，常易误诊。病因及发病机制尚不明确。多年以来认为本病起源于皮肤，属于皮肤癌前病变，以后恶化侵入乳腺，但目前认为是起源于乳腺导管近开口处，早期为原位癌。这种导管内癌向内侵入乳腺或大汗腺上皮，而向外则侵入表皮，形成表皮病变。因此早期肿瘤细胞是在导管内，而不在表皮内。后期肿瘤细胞才突破管壁进入乳腺结缔组织内。

515. 乳房外 Paget 病发生在哪些位置？

发生于乳房以外富有大汗腺区域，由佩吉特细胞引起的特殊类型的癌性疾病，又称乳房外 Paget 病乳房外湿疹样癌。发病部位为女阴、阴囊、阴茎、肛周、腹股沟、阴阜、脐窝等处。少数患者可伴发乳房湿疹样癌。罕见病例，可继于腺癌的发展，如从直肠到肛周区、从宫颈到女阴区、从膀胱到尿道、龟头或腹股沟。

516. 怀疑自己得了乳房外 Paget 病怎么办？

首先要及时到医院就诊，以明确诊断。根据临床表现和组织病理检查可以确诊，但应与外阴湿疹、鲍温病、类湿疹样癌及原发性恶性黑素瘤鉴别。治疗时，行单纯皮损切除还是广泛性切除，应根据病变的位置与范围、复发的趋势及浸润的能力、转移方式等诸因素而定，外加双腹股沟淋巴结清除术。

517. 什么是尿布皮炎？

尿布皮炎，俗称臀红，是婴儿臀部受尿液、粪便以及不洁或潮湿的尿布刺激、摩擦后引起，皮肤发红，重者可出现皮肤糜烂及表皮剥脱。

518. 怎样预防尿布皮炎？

（1）勤换尿布，换尿布后用清水清洗臀部，擦干，撒扑滑石粉或爽身粉。

（2）洗净尿布，忌将尿布未清洗烘干就使用。洗涤尿布时，可选用适合婴幼儿的专用洗涤剂，用清水洗涤多次，太阳下晒干。

（3）正确选用尿布，尿布宜选择白色、柔软、吸水性强的纯棉纱布，少用橡胶布、油布、塑料垫等。白天尽量少用纸尿裤，使用透气性好的纱、棉布为主，夜间可适当选用，以保证宝宝的夜间睡眠。

（4）如已出现红斑性损害，父母要给宝宝勤扑粉，如硼酸滑石粉、氧化锌扑粉。如出现糜烂，可用紫草地榆油膏外用。

519. 得了尿布皮炎怎么办？

及时更换污湿尿布，用小毛巾浸湿温水后于臀部进行清洗，然后轻轻吸干臀部水分，打开药膏盖，用棉签蘸上药膏，贴在皮肤上轻轻滚动，均匀涂药，最后换上清洁尿布。一旦发现尿布皮炎，禁用肥皂清洗臀部，涂抹药膏时，不可用棉签上下涂刷，以免疼痛或脱皮。

520. 什么是外阴白癜风？

外阴白癜风指外阴皮肤变白，变白部位表面光滑，皮肤弹性正常，与正常皮肤分界线非常明显，外阴瘙痒比较轻微。外阴白癜风性"白斑"比较顽固，难以消除。

521. 得了外阴白癜风怎么办？

首先，发现外阴白癜风不要紧张，应该及时到有条件的医院确定诊断，以免将黏膜白斑等误诊为白癜风，贻误病情。确诊为白癜风后要避免局部机械刺激，如压力、摩擦等可促使白斑出现；有的白斑可以自己消失，对于不能自己消失的白斑，根据医生的建议进一步治疗。

522. 什么是皮脂腺异位？

本病是皮脂腺的生理变异。青春期前后发病，逐渐增多，至成年期不再发展，好发于上唇、颊黏膜，也发生于外生殖器，如阴茎、阴唇内，损害为帽针头大小的淡黄色或淡白色丘疹，散在或群集，无自觉症状。

523. 得了皮脂腺异位怎么办？

皮脂腺异位对健康无妨，而在成年后有可能自然消退，得了该病一般不需治疗，如果有不舒服可以做电凝治疗，亦可液氮冷冻治疗。

524. 什么是外阴瘙痒？

外阴瘙痒是女性常见病。它是指女性外阴部各种不同病变所引起的一种症状，常呈阵发性发作，发作时刺痒难忍，一般夜间加重。严重者坐卧不安，影响睡眠、生活和劳动。

525. 为什么会得外阴瘙痒？

其常见原因有：①滴虫性阴道炎和霉菌性阴道炎引起白带过多，白带可刺激外阴部而发痒；②外阴部卫生不良，经常被尿液浸渍或被经血、汗液刺激；③药物或化学品的刺激，如肥皂、高锰酸钾、红汞、外用避孕药，甚至避孕套等直接刺激或者由此引起过敏而造成局部瘙痒；④有的妇女使用橡皮或塑料月经带，穿着化学纤维内裤，亦可引起外阴瘙痒；⑤慢性外阴营养不良，可出现局部奇痒；⑥全身性疾病如糖尿病、黄疸、尿路感染以及精神心理因素等，均可能造成外阴瘙痒。得了外阴瘙痒症，应及时就医，找出原因，对症治疗，医生可以为你解除痛苦。

526. 得了外阴瘙痒怎么办？

（1）注意经期卫生，行经期间勤换月经垫，勤清洗。

（2）保持外阴清洁干燥，不用热水烫洗，不用肥皂擦洗。

（3）忌乱用、滥用药物，忌搔抓及局部摩擦。

（4）忌酒及辛辣食物，不吃海鲜等极易引起过敏的药物。

（5）不穿紧身兜裆裤，内裤更需宽松、透气，以棉制品为宜。

（6）局部如有破损、感染，可用 1∶5000 高锰酸钾液（在温开水内加入微量高锰酸钾粉末，使其呈淡红色即可，不可过浓）浸洗，每日 2 次，每次 20~30 分钟。

（7）就医检查是否有霉菌或滴虫，如有应及时治疗，而不要自己应用"止痒水"治疗。

（8）久治不愈者应做血糖检查。

527. 什么是阴囊湿疹？本病是性病吗？

它是一种阴囊过敏性皮肤病。是以阴囊剧烈瘙痒，出现红斑、丘疹、水疱、脓疱、渗出、糜烂、结痂、肥厚、鳞屑等多种皮损，反复发作，迁延不愈为特征的一种疾病。阴囊湿疹是阴囊最常见的皮肤病，属于过敏反应，也是男子常见的性器官皮肤病，不是性传播性疾病。

528. 什么人容易患阴囊湿疹？

阴囊湿疹的原因比较复杂，有内部因素，又有外部因素。过敏体质的人，精神长期紧张、情绪变化起伏较大的人易患本病；另外，患有一些疾病，如慢性消化系统疾病、胃肠功能紊乱、内分泌失常、新陈代谢障碍的人，在外部因素的作用下，也易患本病。外部的因素包括：①生活、工作的环境潮湿，空气的湿度比较大；②外界刺激，寒冷或炎热，出汗比较多，过度的搔抓等；③内裤较紧，或异物摩擦，穿化纤的内裤都可以诱发阴囊湿疹。

529. 得了阴囊湿疹怎么办？

由于阴囊湿疹和其他部位的湿疹一样与过敏有关，所以用于治疗过敏的药物都可以用来治疗阴囊湿疹。如常用的一些抗组胺药，常用的有赛庚啶 2 毫克，每日 3 次；氯苯那敏（扑尔敏）4 毫克，每日 3 次；去氯羟嗪（克敏嗪）25 毫克，每日 3 次；阿司咪唑（息斯敏）10 毫克，每日 1 次。外用药主要是一些弱效的皮质类固醇激素软膏，如去炎松软膏、肤乐软膏、尤卓尔软膏等。

530. 如何才能避免患阴囊湿疹？

内裤宜宽松舒适，最好为纯棉制品，不要穿过紧的内裤。及时换洗内裤，尤其是运动后，要及时清洁换洗内裤。

饮食上，多食新鲜的蔬菜和水果，不吃或少吃辛辣之品。

有阴囊瘙痒时，要积极治疗，勿过度搔抓和烫洗，尤其是勿用肥皂水烫洗。

531. 什么是生殖器部位固定性药疹？

本病由药物引起，是药疹中常见的类型。其中以磺胺药物如复方新诺明引起的最多见，其次为四环素和解热镇痛类药物。发生药疹后局部常有灼热和痒的感觉，糜烂后感觉疼痛，经适当休息和治疗，3

周左右即可治愈。发生于阴部，有红肿，常破溃、糜烂，也有复发，要仔细地询问病史。

532. 怎样识别生殖器部位固定性药疹？

该药疹为圆形或椭圆形的局限性红色或紫红色水肿性红斑；中央可以有水疱；痊愈后会留下色素沉着；每次服用同样的药物后在同一个部位发生；女性易发生于大小阴唇，男性依次好发生于龟头、包皮、冠状沟、阴囊、阴茎系带。

533. 龟头固定药疹有什么表现？

表现为龟头处出现一个圆形或椭圆形的斑块，大小不定，中央呈紫红色肿胀，周围色红，局部可有痒或灼热感。严重者中央迅速发展为水疱，破溃后形成糜烂面，经十几日才能愈合，且多遗留有色素沉着，需经数月至一年才能逐渐消退。以后，患者每服该致敏药物，患处皮疹就会复发，而且面积会越来越大。

534. 哪些药物可以引起龟头固定药疹？

龟头固定药疹常因口服磺胺类、巴比妥类、解热止痛药后，于服药的1日内，甚至数分钟突然发病。

535. 如何避免患龟头固定药疹？

固定药疹的预防重于治疗。患者应牢记使自己过敏的药物，在看医生时应主动说明，并且绝不能再用致敏药物。一旦发病应立即停服致敏药物，轻者可外用抗菌素软膏，内服苯海拉明治疗。重者应及早就医，请医生诊治。